女性の死に方

解剖台から見えてくる「あなたの未来」

兵庫医科大学
法医学講座主任教授
西尾 元

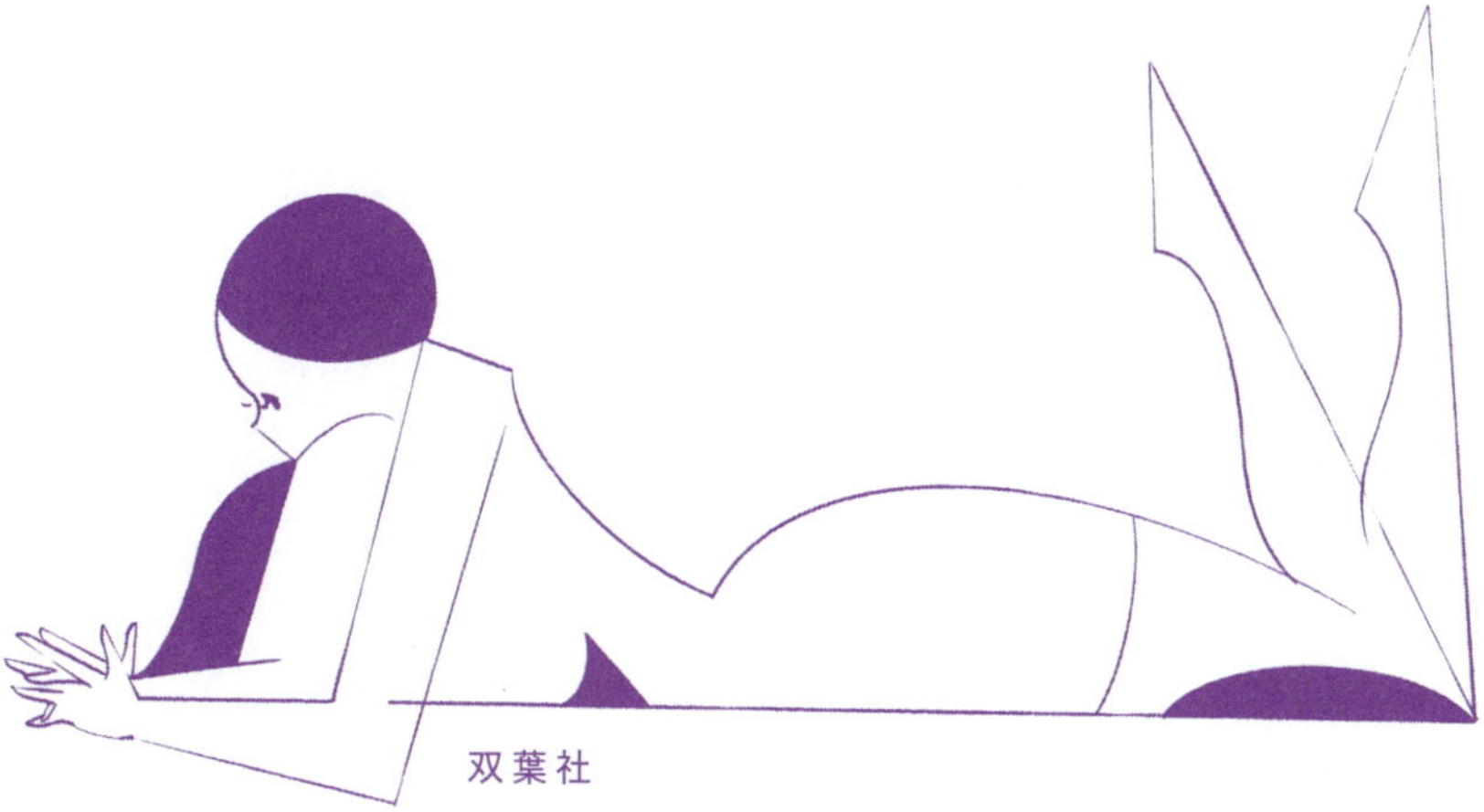

双葉社

女性の死に方

はじめに

ある冬の夕方、関西国際空港から兵庫県にあるＪＲ西宮《にしのみや》駅に向かう高速バスの中で、若い女性が亡くなった。

まもなくバスが西宮駅に到着しようかという頃だ。座席に倒れ込み、うめき声を上げる女性に気づいた乗客のひとりが運転手に異変を伝え、バスは緊急停車した。すぐに救急車が呼ばれたものの、救急隊員が到着した時にはすでに彼女の心肺は停止状態だった。

女性は運ばれた病院で死亡が確認されたが、どうも死因がはっきりしない。医師は警察に通報し、今度は検視官が遺体を確認することになった。

「急性心不全が考えられますが、断言はできません。それと、これを見てください」

検視官は担当の警察官にそう言って、遺体の腹部を指さした。検視のために裸にされた女性のお腹のあたりの皮膚が、なぜか真っ黒になっている。

死因がわからず、犯罪性がないとは言い切れなかったため、警察は私に司法解剖を依頼してきた。

大学の解剖室で、私は運ばれてきた女性の遺体と対面した。

まず、遺体をじっくりと観察していく。腹部の黒い変色は、皮下出血によるものだった。お腹から両大腿《だいたい》にかけて広範囲で出血しており、よく見ると皮膚の表面にごく小さな孔《あな》が無数に開いている。まるで針で刺したような痕《あと》だ。

「これはもしや……」

私の頭の片隅に、過去の〝ある解剖〟が浮かんできた。

彼女のまぶたの裏側（結膜）を確認する。急死した際にできる「溢血点《いっけつ》」、出血による小さな赤い点がいくつもできていた。彼女はなんらかの理由で突然、心臓が止まり、「急性心不全」を起こしたことは間違いない。

メスを入れ、臓器をひとつずつ取り出して調べていく。女性の心臓につながる肺動脈を切る時、一瞬手が止まった。本来、肺動脈を切ると内部に溜まった血が流れ出てくるのだが、私の〝見立て〟が正しければ、それが起きないはずだった。メスで2センチほどある肺動脈を切る。やはり、血は出てこない。血管の内側をのぞくと、血が固まってできた血栓で完全に塞がれていた。

「やっぱりそうか……」

彼女の死因は「急性肺動脈血栓塞栓症《けっせんそくせん》」、俗にいう「エコノミークラス症候群」だった。

解剖が終わる頃、警察から女性に関する新たな情報がもたらされた。

「女性は今日の昼過ぎの便でソウルから帰ってきたことが確認できました。一昨日、韓国の美容整形クリニックで脂肪吸引の手術を受けていたようです」

これで、すべてがつながった。

黒く変色し、無数の小さな孔が開いた腹部を見た際、頭に浮かんだ過去の〝ある解剖〟。脂肪吸引手術を受けたのち、エコノミークラス症候群で亡くなった遺体と出会ったのはこれが2回目のことだった――。

この話は、私による創作だ。だが、実体験にもとづいた話でもある。詳しくは本書第4章のCASE18に記したので読んでいただきたいのだが、私が実際に解剖した女性は美を求めて国内で脂肪吸引手術を受けた翌朝、急性肺動脈血栓塞栓症で亡くなっていた。唯一異なるのは飛行機への搭乗の有無だが、昨今の美容整形ブームを見ていると、近い将来、今回の〝創作例〟と同じような経緯をたどった遺体が私のもとに運ばれてくるのではないか、と危惧《きぐ》している。

私は、法医解剖医としてこれまで20年以上にわたり、3000体におよぶ死体と向き合ってきた。私が解剖台で出会うのは、死因がわからないなど、なんらかの異常が認められる「異《い》状《じょう》死」した遺体だ。

本書では、私がこれまで行ってきた解剖例をもとに、「女性と死」について言及している。

なぜ、女性なのか。

それはこの本を執筆する動機でもあったのだが、今後、「どのような死を迎えるか」という問いは、女性にとって避けられない重要なテーマになると考えているからだ。私は日々、「死」から「生」を見ている。どのような死を迎えるかは、その人がどのように生きたかと密接につながっている。ひと昔前まで当たり前とされた女性の生き方が多様化し、生涯にわたり仕事を続ける人や、結婚という選択をしない人も増えている。そうした生き方の変化が、死に方にも大きな変化をもたらす予兆を感じている。

本書では、私の実際の解剖経験にもとづいたエピソードを挙げ、その死の背景にある問題について触れている。時には残酷な現実を突きつけられることもあるだろう。だが、これから挙げる「死」は、あなた自身の「生」を充実させるにはどうしたらいいか、教えてくれるはずだ。死に怯《おび》えるよりも、この瞬間を充実させることのほうがずっと大切だ。私は、女性の皆さんに今を懸命に生き、豊かな人生を送ってもらいたい。その願いを込めて文章を綴《つづ》ったつもりだ。

なお、本書のエピソードについては、亡くなった方のプライバシーに配慮し、年齢や家族構成、地域など、一部事実を変えて記している。現役の法医解剖医として守秘義務があるため、その点はご承知いただきたい。

女性の死に方　もくじ

第1章

ひとり暮らしの死

「生涯未婚率（50歳時未婚率）の上昇」
「（高齢）独居者の増加」

こんな言葉を頻繁に耳にするようになったのは、いつの頃からだろうか。

内閣府が発表している「令和元年版少子化社会対策白書」によれば、1990年頃から女性の未婚率は各年代で上昇している。2015年現在、50歳時の未婚割合は男性が23・4％、女性が14・1％だ。1990年時点では、この割合が男性5・6％、女性4・3％だったことを踏まえれば、大幅に上昇していることがわかるだろう。同白書によれば、2040年にはさらに上昇し、男性は29・5％、女性は18・7％が50歳時に未婚であろうとの推計も出された。現在30代前半の女性たちの約2割は、20年後も独身のままかもしれないと予測されているわけだ。

問題は未婚率にとどまらない。

総務省統計局の発表によると、2019年9月現在の65歳以上の高齢者人口は、男性が1560万人だったのに対して、女性は2028万人を突破している。この数字は女性人口の31・3％にあたり、日本人女性のおよそ3分の1が高齢者になる。また、2018年の日本人の平均寿命は、男性が81・25歳、女性は87・32歳（厚生労働省調べ）で、共に過去最高を更新。この先、それが上がることはあっても、下がることはないだろう。

現時点でおよそ6歳ある、平均寿命の男女差。たとえ女性が「生涯未婚率」の基準となる50歳時に既婚者だったとしても、夫と死別したのち、「ひとり暮らし」をする可能性は高い。「平成27年国勢調査」によると、現在、75歳以上の女性の有配偶者率は34・3％、つまり、6割以上の人たちがパートナー不在の状態となっている。

近年では、老後に子供との同居を希望しない高齢者も増えていると聞く。

結果、生涯独身者の増加に、夫との死別、離婚の増加も加わって、「ひとり暮らし」をする女性たちは必然的に増えていく。

法医解剖医の私にとっても、高齢者のひとり暮らしは避けては通れないテーマだ。2007年頃から、全国の法医学教室で解剖数が右肩上がりに増えている。私の所属する兵庫医科大学で見れば、2000年頃までは年間100件にも満たなかった解剖数が、2015年には320件と、15年足らずで3倍以上も増加している。その背景には、捜査当局の解剖に対する方針の変化とは別に、どうも高齢独居者の増加が関係しているように思えるのだ。

あまり知られていないが、法医解剖には4種類がある。「司法解剖」「調査法解剖」「監察医解剖」「承諾解剖」の4つで、皆さんがよく耳にする司法解剖は、〝事件性がある〟

と疑われた場合に行う犯罪捜査目的の解剖だが、その数はさほど多くはない。我々が日々行っているのは、〝事件性がない〟と判断された異状死体に対する調査法解剖（主に身元不明者を対象に犯罪の見逃し防止のために行う）と承諾解剖（死因究明のため遺族の承諾のもとに行う）がほとんどだ（なお、兵庫医科大学では、全解剖の2分の1は承諾解剖である）。

同居者がいた場合、8割以上は死後24時間以内に発見され、死因につながるなんらかの情報、亡くなる前後の状況や既往症についてなどを得ることができる。つまり、同居者がいれば比較的、異状死体になりにくい。異状死体になったとしても、「死因不詳」にはなりづらいと考えてもよいだろう。対して独居者の場合、死後1週間から3か月経ってようやく発見されることが多い。そうなると、季節にもよるが、発見時に腐敗が進んでいて、すぐに死因が特定できない可能性も高まってしまう。

女性と男性で孤独死しやすい年齢は違う

国立社会保障・人口問題研究所の「日本の世帯数の将来推計（都道府県別推計）2019（平成31）年推計」によると、2015年時点でひとり暮らし世帯は全体の34・5％（約1842万帯）だったのに対し、2025年には36・9％（約1996万帯）

にまで増加すると推計されている。さらに２０４０年には、世帯数は約１９９４万帯に減るもののパーセンテージでいえば39・３％、つまり全世帯のおよそ４割がひとり暮らしになると予測されている。

男女別で見ると、男性のひとり暮らし世帯は、２０１５年の約９６０万帯から２０４０年の約１０２２万帯と、25年間で６・５％の増加が見込まれる一方、女性のそれは約８８２万帯から約９７２万帯で、増加率10・３％という数字が出されている。

65歳以上のひとり暮らし高齢者世帯に絞って同推計を見ると、２０１５年の世帯総数は６２５万帯。２０４０年までに43・４％増え、８９６万帯になると予測されている。また、内閣府の「令和元年版高齢社会白書」では、２０１５年にひとり暮らしをしている65歳以上の高齢者は男性約１９２万人（65歳以上人口に占める割合13・３％）、女性約４００万人（同21・１％）。この数も２０４０年には男性３５６万人（同20・8％）、女性５４０万人（同24・５％）にまで増えると予測されている。

統計によって多少の差はあるが、20年ほどのちには、９００万人ものひとり暮らしの高齢者が社会に存在することになる。

法医解剖医の私にとって、「ひとり暮らし」の増加は見逃せない現象だ。現在、私たちの法医学教室に運ばれてくる遺体の71％は男性で、女性は29％と半分以下。さらに男性はその半数が独居者である。数字だけ見れば、男性のほうが深刻であることは間違いない。ただ、今後は女性の割合が増えてくるのではないか、と私は考えている。

東京都監察医務院が発表した「東京都監察医務院で取り扱った自宅住居で亡くなった単身世帯の者の統計（平成30年）」からは、非常に興味深い日本社会の実像が見えてくる。東京都23区に絞った、自宅で亡くなった孤独死数を見ると、男性は45歳あたりから孤独死する人が増加し、60代で急激に増えるが、70歳以降、一気に減少していく。対して女性は、65歳以降ペースを上げて増加し続けている。

男性は仕事を辞めた定年後、孤独に陥るケースが多い。人間関係が職場にしかなく、働かなくなった途端に家族以外、他者や社会との関係が断たれてしまう。さらに独居者になれば、近所付き合いも挨拶程度で気にかけてくれる人もいない。アパートの一室で寂しさに苛《さいな》まれ、それを紛らわせるための酒に溺《おぼ》れていく……孤独死がもっとも増える60代の男性の、そんな現実をデータは示している（今後は定年延長など働く期間が延びることで、変化が出てくる可能性はある）。

一方、女性の場合、孤独死数は男性よりも圧倒的に少ない。65歳時点で見れば、その数は6分の1以下だ。ただ、60代から徐々に孤独死数が増え、80～84歳を境に男性の数を超える。女性はひとり暮らしをしていても、近所の人と付き合いがあったり、家を行き来する友人がいたりと、男性よりもコミュニケーション能力に長《た》けていることが多い。80代以降の孤独死数の増加は、自身の健康の問題や友人の減少などでこうした交友関係が途絶えるためかもしれない。

今、私が気がかりなのは、働く女性が増えたことで孤独死における〝女性の男性化現象〟が起きないか、という点だ。女性の生涯未婚率の増加、経済問題などの時代背景を考えると、これからは女性も生涯を通じて働くことが普通になっていく。総務省が発表した「労働力調査」によれば、2018年、15〜64歳女性の「就業率」は過去最高の69・6％に達し、この6年の間に女性全体の就業者数は300万人弱も増えた。そうなると、これまで「働く独居男性」の問題として捉えられていた「所属コミュニティの消失」問題が、今後は女性に起こらないとも限らないのではないだろうか。

誤解してほしくないのだが、私はひとり暮らしを悪いことだとはまったく思っていない。むしろ、その気ままさをうらやましくも思う。ひとりのほうが、誰かと暮らすよりも自由でよいという方もおられるだろう。それは個人の選択の自由であり、他人がとやかく言うことではない。私がここでひとり暮らしをテーマとして取り上げた目的は、あくまでリスクについて言及するためである。それを踏まえた上で、本章の「ひとり暮らしの死」をお読みいただきたいと思う。

データで見る「ひとり暮らしの死」

［表1-1］65歳以上のひとり暮らし高齢者数
内閣府「令和元年版高齢社会白書」より

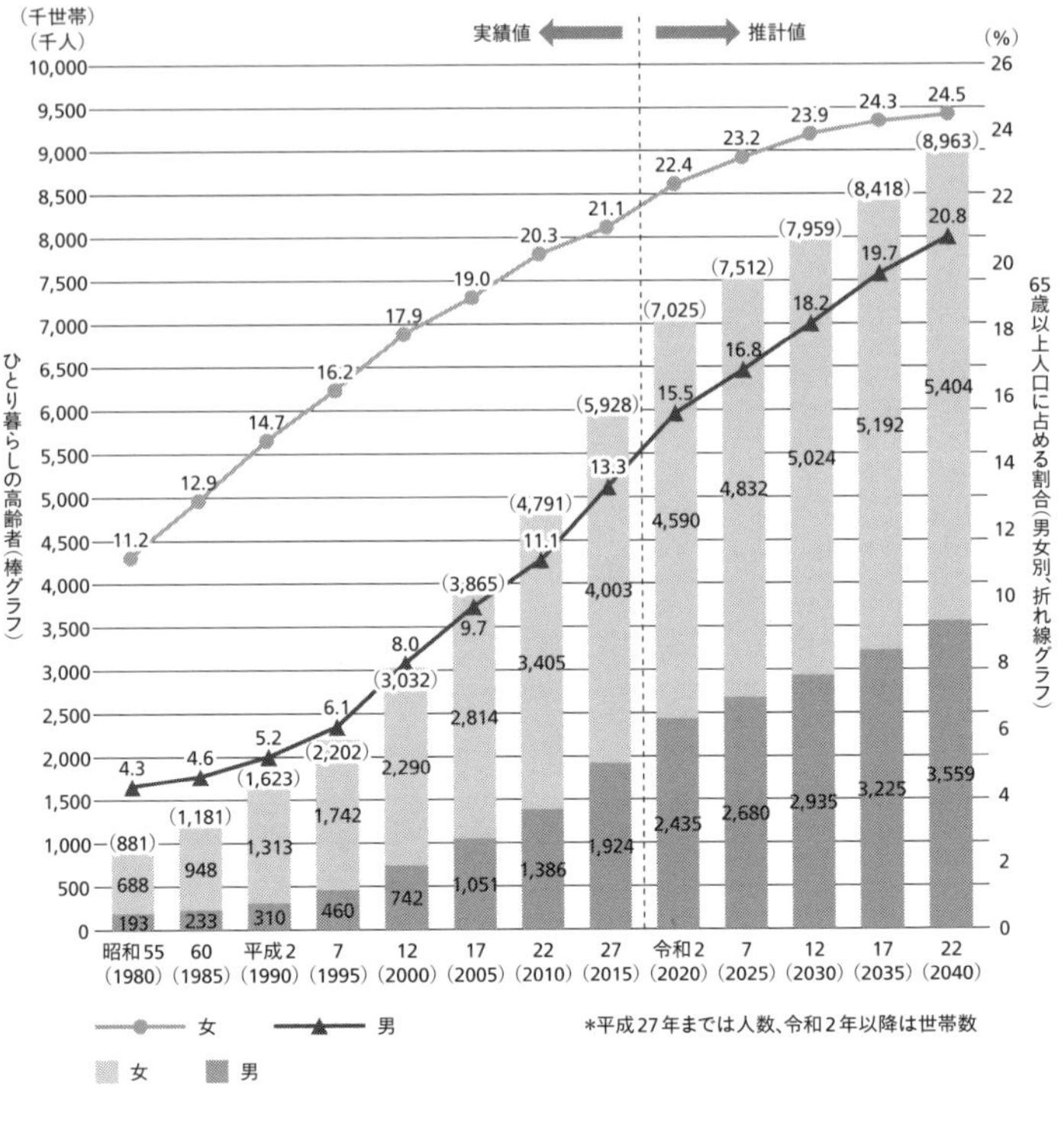

*平成27年までは人数、令和2年以降は世帯数

未婚の方だけでなく、既婚であっても夫との死別など、ひとりで暮らす可能性は女性の誰にでもある。［表1-2］で示されるように、東京都23区内の孤独死数は上昇を続けている。楽しんでひとり暮らしをしているならば、なんの問題もない。ただ、高齢になればなるほど、突然の病や事故で体に異変をきたすリスクは高まる。ひとり暮らしの死の具体的なケースを知り、予防する手立てを考える必要があるだろう。

[表1-2] 東京都23区内自宅ひとり暮らし高齢者(65歳以上)の死亡者数

内閣府「令和元年版高齢社会白書」より

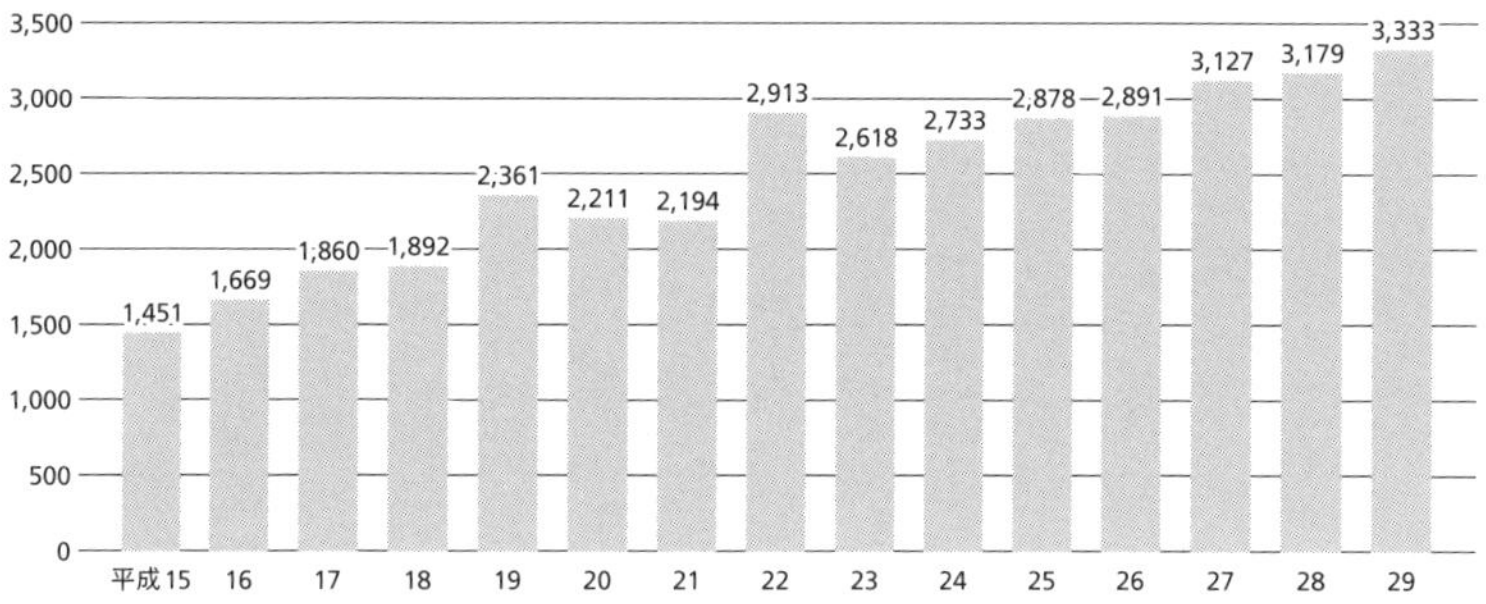

[表1-3] 東京都23区内における自宅で亡くなった孤独死数

東京都監察医務院「東京都監察医務院で取り扱った自宅住居で亡くなった単身世帯の者の統計(平成30年)」より

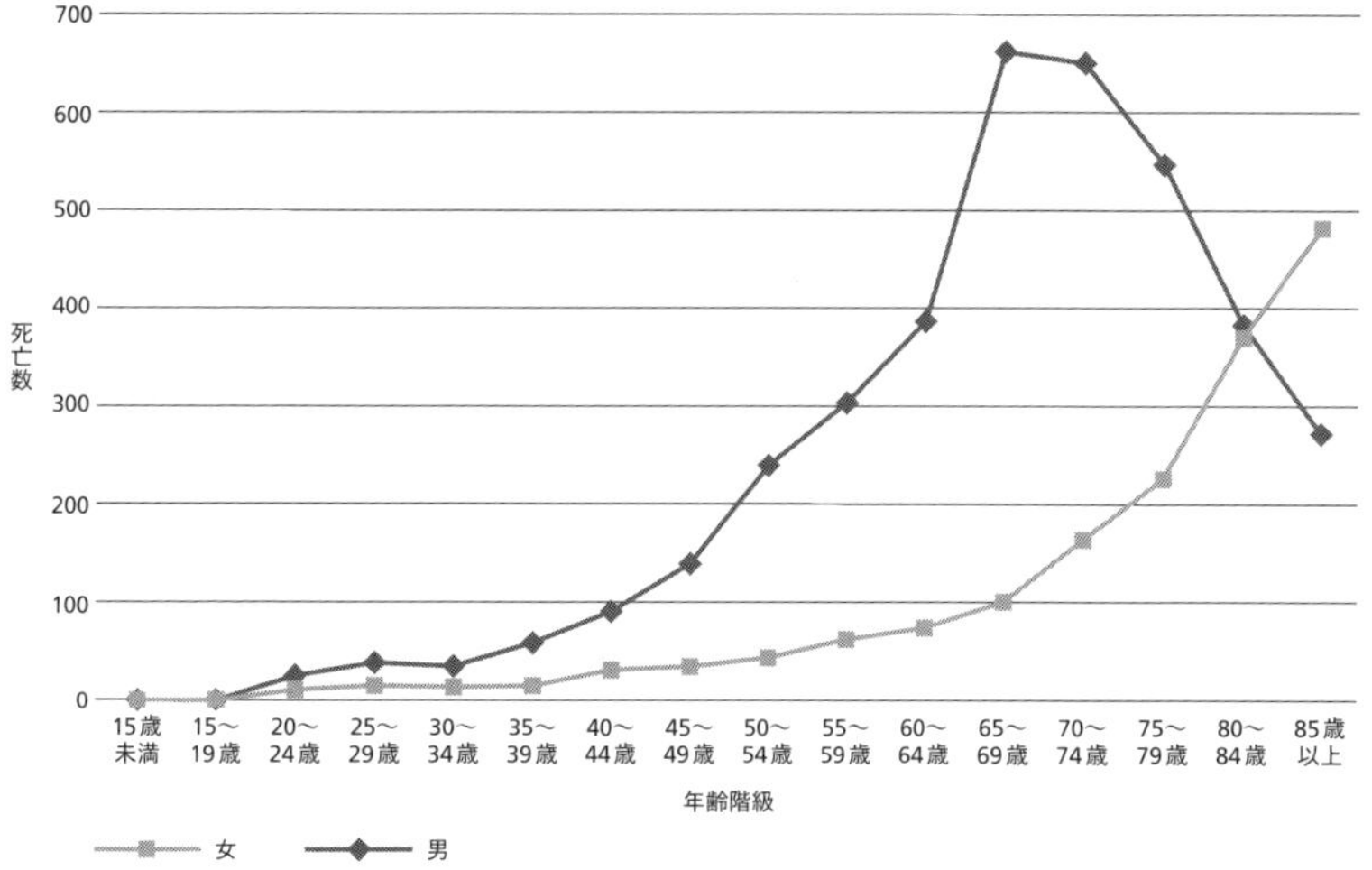

case: 01

高齢女性がアパートでひとり迎えた死

女性67歳　亡くなった場所：アパートの廊下

もう5年ほど前になるだろうか。新たな年を迎え、寒さも厳しさを増してきた1月のある日のことだ。晴れやかだった正月気分を吹き消す、切なさを持ち合わせた遺体に出会った。

彼女の年の頃ならば、今頃は、冬休みで帰省《きせい》してきた子供や孫たちの世話を焼き、こたつを囲んで鍋でもつついていたはずだろう――横たわる彼女の優しげな表情を見て、ふとそんな想像をしてしまった。

だが、現実は違った。

67歳の秋元佳恵《よしえ》さん（仮名）は、自宅近くのスーパーで働いていた。数年前に夫を亡くし、古い木造アパートの1階でひとり暮らしをしていたという。決して余裕のある暮らしではなかっただろうが、慎ましく、自分の生活を楽しんでいたようだ。というのも、趣味でフラワーアレンジメントの教室に通っており、彼女の遺体を発見したのもまた、教室の仲間だったのだ。

秋元さんは毎週欠かさず教室に出席していたが、新年最初の教室を連絡もなく欠席したという。しばらく電話もつながらず、心配した友人が自宅を訪ねたところ、玄関につながる廊下に倒れて亡くなっていた。年齢的なことから健康面に不安を抱いていた彼女は、何かあった時のためにと、この友人に合鍵を渡していたそうだ。

室内を荒らされた様子はなく、外傷など争った痕跡も見当たらない。警察は「事件性はないだろう」と判断したものの、死因がわからなかった。友人も、彼女が病気をしていたという話は聞いておらず、通院歴なども確認できなかったのだ。

結局、我々の法医学教室に解剖の依頼が届いた。

解剖室に入ると、私は必ず距離を取って遺体を眺め、くまなく観察する。解剖を行う際、まずは全体像を捉えることが重要だ。いざ解剖をし始めると、目の前にある体のパーツパーツに集中してしまい、思わぬ見落としや勘違いをしかねないからだ。〝最初の違和感〟にこそ、大きなメッセージが込められていることも少なくない。

秋元さんの場合も、彼女からのメッセージは外表《がいひょう》（体の表面）に現れていた。肘《ひじ》や膝《ひざ》などの大きな関節に、数か所にわたって赤っぽいまだら状の変色が見られたのだ。その色の具合や位置を確認しながら、すぐにある死因が思い浮かんだ。

「これは、『凍死』の特徴ではないか」

遺体にメスを入れ、解剖を始めると、それは確信へと変わった。心臓の解剖を進める際、〝異変〟が確認できたのだ。彼女の心臓を切り出すと、その左側と右側から流れ出てくる血液の色彩が、はっきり異なっていた。左側の血液のほうが、明らかに鮮《あざ》やかな赤色をしていたのである。

「やはり、死因は凍死で間違いない」

ひとまず、私はそう診断した。

しかし、彼女の自宅にはガスストーブがあり、電気やガスが止められていたわけではない。彼女はなぜ街中のアパートの一室で凍死してしまったのか。その謎を解くため、私は解剖を続けた。

case: 01 解説

ひとり暮らしは倒れた時に助けを呼べないリスクがある

死因：凍死（脳出血）

法医解剖医の私が、「孤独死」についてもっとも考えさせられるのは、「ひとり暮らしゆえの死」に直面した時だ。もちろん、どう暮らすかはその人次第で、他人がとやかく言うことではない。ひとり暮らしの自由を好む人もいれば、外に友人がたくさんいて、「孤独」など感じていないという人もいるだろう。そりの合わない家族と無理に同居することは、精神衛生上、決してよくないだろう。

ただ、ひとりでなかったら、もう少し生きられたのではないか——解剖する立場としては、そう思わずにはいられない遺体と出会うことがある。

秋元さんの場合も、まさにそうした孤独な死だった。

解剖により特定した秋元さんの最期《さいご》を記す前に、まず、心臓から流れる血液の色で「凍死」と死因を特定できた理由について解説したい。

そもそも血液は、赤血球中のヘモグロビンというタンパク質と酸素が結合することで赤くなる。酸素が多く取り込まれればより鮮やかな赤に、酸素が少なくなれば赤黒くなる。血液と酸素の関係について、簡単に記してみよう。

①呼吸をし、酸素が肺に取り込まれる
②取り込まれた酸素が血液中のヘモグロビンと結合する
③酸素を含んだ血液は心臓の左側（左心房）に戻る
④酸素を全身に運ぶため、左心室から動脈血として流れ出る
⑤全身をめぐり酸素を消費した血液は、静脈血として心臓の右側（右心房）に戻る

人間の心臓は、左側の血液に酸素が多く含まれるため、赤い色が鮮やかだ。ただ、通常はこの色調の差を肉眼で確認することは難しい。だが、ヘモグロビンには温度が低くなればなるほど酸素との結合度合いが高まるという性質がある。凍死する前には冷たい空気を肺に吸い込んでいる上、体温もどんどん低下する。極端に温度が低くなった場合、当然その結合の度合いは一気に高まり、肺から心臓の左側に戻ってくる動脈血の赤色が鮮やかに発色するのだ。

この時だけは、心臓の左側の血液と右側の血液の色の差が肉眼で見ても明らかとなる。これ

は、凍死の遺体に見られるもっとも顕著《けんちょ》な特徴といわれている。だから彼女の心臓を解剖した際、私は「直接死因」は、「凍死」と判断した。

出血の程度は軽かったが……

しかし、暖房器具があって十分な防寒具を持ち、決して生活に困窮していたわけではない彼女が、なぜ部屋の中で凍死したのか。

普段37度程度に保たれている体温が、なんらかの理由で28度程度にまで下がってしまえば、どこにいようと心臓に不整脈が出て死亡する。普段、私が解剖で接している「街中で凍死した遺体」の多くは、生活が困窮して路上で生活していたり、部屋の暖房器具が使えなかったりした人たちだ。過去の経験でいえば、家賃の滞納を続け、居留守を使うためか、床下に隠れて生活していた男性の凍死体を解剖したこともある。

ただ、秋元さんの場合は普通の生活を送っていた。「なぜ……」という疑問は、頭蓋を開け、脳を切り出したところで、解かれた。

彼女の脳で「脳出血」が起きていたのだ。

脳出血はなんらかの原因によって脳の血管が破れることで起きる。秋元さんの場合、その出血の程度自体は軽く、通常であれば死に至るほどではなかった。仮に誰かがそばにいてすぐに救急車を呼んだとしたら、死なずに済んだ可能性が高い。

だが、彼女はひとりきりだった。おそらく脳出血のために倒れ、そのまま動けなくなってしまった。帰宅直後で寒いままの部屋だったのか、ガスストーブは点けたがタイマー機能などにより途中で切れてしまったのか。真相はわからないが、ともかく倒れた秋元さんは電話をかけることも、声を出して誰かに助けを求めることもできなかった。薄れゆく意識の中で、必死に助けを呼ぼうとしたはずだ。

彼女は、ひとりで亡くなったのだ。

case: 02

休日出勤中の職場で倒れていたキャリアウーマン

女性45歳　亡くなった場所：休日のオフィス

12月のある月曜日の朝。最初に職場に出勤してきた人が倒れている女性を見つけた。女性はオフィスの床で、すでに冷たくなっていたという。亡くなったのは川井恵さん（仮名）。45歳になったばかりの、独身の女性だ。年末が迫り、多忙を極めていた彼女は、週末に休日出勤をして、ひとりで仕事をしていた際になんらかのアクシデントに襲われた。

警察は見つかった現場の様子や、遺体の外傷などを調べた結果、犯罪に巻き込まれた可能性は低いだろうと判断した。部下には慕われ、上司からも信頼される、人間関係が良好な女性だったそうだ。ただ、突然職場で亡くなった理由がわからない。解剖を決めた警察から、私のもとにメールで連絡が入った。

中肉中背、と女性に対して言うのは失礼だろうか。身長155センチ程度で、ちょうど平均的な体型だった。キャリアウーマンらしく、手入れの行き届いた髪の毛と控えめなネイルに少々安心感を覚えた。

解剖台の上で出会う女性たちの中には、貧困の末に法医学教室に運ばれてくる方も少なくない。手入れが行き届いた、「女性らしい遺体」を目にすることのほうが珍しいかもしれない。事情はさまざまだろうが、少なくとも川井さんは、見た目に気を使う余裕のある生活を送れていた様子が感じられた。

解剖を始めると、死因はすぐにわかった。「くも膜下出血」だった。脳の表面はくも膜という透明な一枚の膜で覆われている。この膜の下に出血が起こるのがくも膜下出血だ。

くも膜下出血は、頭を何かにぶつけたり、殴られたりして起こることもありえる。だが、川井さんにはそういった外傷は見当たらなかった。

彼女の身に起きたのは、脳動脈瘤《りゅう》の破裂だった。脳の底にある動脈に生まれた時から異常があって、脳動脈瘤ができる。脳動脈瘤とは、脳の血管（動脈）にできる膨らみで、その壁は普通の動脈に比べて破れやすい。脳動脈瘤は1・5～5％程度の人が持ち、そのうち0・5～3％が破れて症状を引き起こすといわれている。それはたいてい突然に起こり、誰も予測ができない。

ちなみに、くも膜下出血は働き盛りのピークを迎える40歳を過ぎてから発症する人が多く、川井さんはちょうどその年齢に差しかかったところだった。

ただ、彼女の場合、〝突然〟のくも膜下出血ではなかった可能性が高い。

法医解剖のルールとして、たとえ最初に解剖した部分で〝答え〟がわかったとしても、決められた手順通りに各臓器すべての解剖を行う。まずは皮下組織（皮膚の真皮《しんぴ》の下部にある結合組織）を切り開き、脳や肺、心臓、胃、肝臓、腸など、すべてを取り出して、確認する必要があるのだ。

川井さんの場合も、早々に死因はくも膜下出血であるとわかったが、ほかの臓器の解剖も行った。すると、彼女の体にある異変が起きていた。それは、長きにわたり、くも膜下出血の〝危険因子〟を抱えていた可能性があるものだった。

case: 02 解説

腎臓にくも膜下出血の〝危険因子〟が隠されていることがある

死因：くも膜下出血（多発性嚢胞腎）

日本人の死因のうち、「脳血管疾患」は、7・9％（10万8165人）を占め、「悪性新生物（がん）」「心疾患」「老衰」に続いて4番目に多い（厚生労働省「平成30年（2018）人口動態統計月報年計（概数）の概況」）。さらに同統計によると、脳血管疾患のうち、死因の上位3つは「脳梗塞」「脳内出血」「くも膜下出血」の順となっている。

くも膜下出血は、脳動脈瘤が破裂し、脳を覆うくも膜の下に出血が広がる症状をいう。脳の神経細胞が壊死《えし》する「脳卒中」の一種だ。年間2万人程度の人がくも膜下出血を発症しているといわれており、すぐに手術ができたとして、元気に社会復帰できる人はその3分の1程度だという。ただ、後遺症が残ってしまう人が3分の1、残りの3分の1は、そのまま亡くなってしまう。くも膜下出血を起こした人の20％程度は、脳動脈瘤の再破裂を起こす（多くは最初の破裂から6時間以内）とも指摘されており、そうなると助かる可能性はさらに低くなる。とにか

［くも膜下出血について］

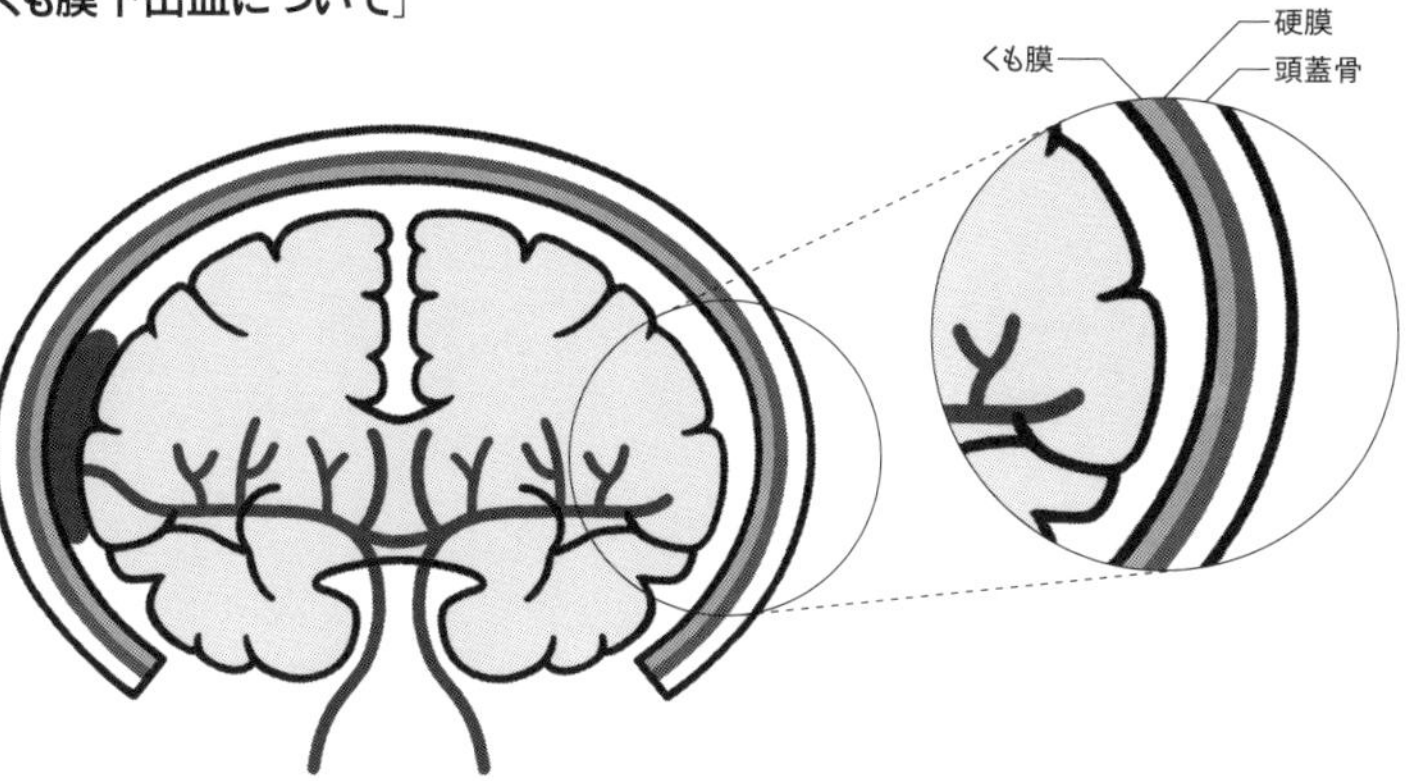

くも膜下出血は男性よりも女性に多い脳血管疾患。
動脈瘤が破れ、脳とくも膜の間に出血が広がり、脳を圧迫する。

く発症後できるだけ早くに手術を受けることが重要だ。

川井さんの場合、ひとりで休日に出勤している時に発症してしまった。もしも近くに誰かいたならば、早い段階で誰かが彼女の異変に気づいていたかもしれない。倒れた床で、ひとりなす術《すべ》なくもがく姿を想像すると、やるせなさを感じてしまう。ただ、腎臓に眠っていた〝危険因子〟にもし川井さんが気づいていたなら、彼女の脳動脈瘤は破裂せずに済んだかもしれない。

彼女の腎臓の見た目は、異常だった。そこには、直径が1センチほどある小さな袋がたくさんできていたのだ。

人の体には腎臓が2つある。腎臓にはいくつかの働きがあるが、なかでも一番重要なのは、血液中の不要な成分を尿として排出することだ。腎臓が悪くなると、排尿に支障をきたす。尿が出なければ血液に不要な成分が溜まり始めることになる。当然、無数の袋ができた状態では、腎臓は正常に働くことはできない。川井さんの体にも、何か症状が出ていたかもしれない。

しかし、彼女の腎臓にはまだ健常な部分も残っていて、病院にかかるという発想が生まれなかった可能性が高い。警察の話では、川井さんに通院歴はなかった。

この腎臓の病気は「多発性嚢胞腎《のうほうじん》」と呼ばれている。「嚢胞」とは袋を意味していて、腎臓に多数の嚢胞ができ、徐々に大きくなることで、腎機能が低下する。腎機能の低下で尿が出なくなった状態を治療せずに放っておけば、死に至ることもある病気だ。発症した人の多くは、いずれ人工透析を必要とする。

実は腎機能の低下に伴い、血圧が上昇することがわかっている。そのため、多発性嚢胞腎の人は高血圧になりやすく、くも膜下出血を発症する可能性が高くなる。脳卒中の5大リスクとして、「高血圧」「糖尿病」「脂質異常症」「不整脈」「喫煙」が挙げられる。彼女は病院にはかかっていなかったものの、前の年の会社の健康診断で、高血圧を指摘されていた。

遺伝する嚢胞腎の危険性

もちろん、彼女が亡くなった直接の原因は、脳のくも膜下出血だ。嚢胞腎が死因ではない。

だが、腎臓の病気が死因にまったく関係がなかったのかというと、そうとは言い切れない。くも膜下出血を起こす原因には、嚢胞腎が関係していたと考えられるからだ。

死因を調べるという解剖の目的からいえば、彼女の直接死因がくも膜下出血だとわかった時点で、我々の仕事は終わりだ。しかし、この時はまだやるべきことがあった。

多発性嚢胞腎という病気は、難病指定されている、遺伝性の病気なのだ。親がこの病気を持っていれば、一定の確率でその子供も同じ病気になる。500人から1000人を解剖すると、そのうちひとり程度にこの病気が見つかるといわれていて、実際、私もこれまでに5、6人は出会っている。

彼女の場合、独身で子供はいなかったものの、3つ年下の妹がいた。彼女もまた、知らぬ間に嚢胞腎を発症している可能性がある。事情を伝え、早急に病院に行くことを勧めた。高血圧の治療を受ければ、脳の出血は防ぐことはできるし、嚢胞腎も最近では新たな治療法が開発されていると聞く。川井さんはもうすでに亡くなってしまったが、遺族の人が同じ病気で突然死することは、できることなら避けたい。遺族にそうした情報の提供を受けたいか希望を聞いた上で、この病気の危険性について伝えることができた。

法医学が、亡くなった人ではなく、生きている人の医療に役立つ場面もあるのだ。

case:
03

父と同居しながら孤独死したひきこもり女性

女性38歳　亡くなった場所：自宅の部屋

山下佐江《さえ》さん（仮名）が私たちの法医学教室に運ばれてきたのは、8月のある日のことだ。あの夏は、記録的な猛暑日が続いていた。そのせいか、熱中症で運ばれてくる高齢者が多く、若い彼女のことは余計に印象に残っている。彼女はまだ、38歳だった。

ただ、印象的だったのは、年齢のせいだけではないだろう。

山下さんの身長は、おそらく160センチ前後だったのではないかと思う。BMI（ボディマス指数）で見れば、身長160センチの女性の標準体重はおよそ56キロ。対して、彼女の体重はその半分程度で、30キロほどしかなかった。

彼女は〝本当の意味〟での、ひとり暮らしではなかった。数年前に母親を亡くしてからは、高齢の父親と2人、一軒家の実家で暮らしていた。

にもかかわらず、遺体の腐敗はかなり進んでいて、死後数日から1週間ほどは経っている。

おかげで、すでに臓器の一部はウジに食べられてしまっており、解剖しても死因を特定することはできなかった。夏場なら、通常は1か月も放置されればそのすべてをウジが食べ尽くしてしまい、白骨化する。山下さんもまた、ところどころ骨がむき出しになっているような状態だった。

しかし、共に暮らしながらなぜ、彼女の死に父親はすぐに気がつかなかったのか。また、彼女のことを心配し、連絡を入れたり、自宅を訪ねたりする人はいなかったのか。

実は、彼女は精神疾患を患っていて、20代の頃から長く自分の部屋にひきこもっていたという。父親とも滅多に顔を合わせず、1週間その姿を見かけないこともざらにあったそうだ。山下さんは実質、自分の部屋で〝ひとり暮らし〟をしていたわけである。

食事は部屋から出て自分でとっていたというが、十分でなかったことは明らかだ。過去の通院歴から、摂食障害を患っていたことはわかった。が、2年ほど前からは、その通院もやめてしまっていたらしい。

死後数日経って、ようやく腐敗臭に気づいた父親が部屋に入り、変わり果てた娘を発見したのである。

case:

03 解説

やっと可視化されたひきこもり高齢化の深刻度

死因：不詳

内閣府は、「仕事や学校に行かず、半年以上、家族以外の人とほとんど交流することなく自宅にいる人」を「ひきこもり」と定義している。

さらに、「普段は家にいるが、近所のコンビニなどには出かける」「自室からは出るが、家からは出ない」「自室からほとんど出ない」に該当する人を「狭義のひきこもり」とし、「普段は家にいるが、自分の趣味に関する用事の時だけ外出する」に該当する人を「準ひきこもり」とし、まとめて「広義のひきこもり」とした。この広義のひきこもりについて、15～39歳を対象にした調査では、2015年はその数が全国で54万1000人に達した（内閣府「若者の生活に関する調査報告書」より）。

しかし、近年、「8050問題」（80代の親の元で暮らす、50代の子のひきこもり問題を指す）などと呼ばれ、〝ひきこもりの高齢化〟が問題視されたことで、政府もようやく重い腰を上げた。

２０１９年に内閣府が初めて40代以上の中高年について調査した「生活状況に関する調査（平成30年度）」を発表したところ、40～64歳のひきこもりは、全国で61万３０００人にものぼることがわかったのだ。

同調査によると、15～39歳のひきこもり者数（推計54万１０００人）を上回り、期間も半数が7年以上と長期化している。根本匠《たくみ》厚生労働相（当時）が定例会見で「大人のひきこもりは、新しい社会的な問題、課題」と述べたが、長らく〝ないもの〟とされていた中高年のひきこもり問題がやっと可視化されたといえる。

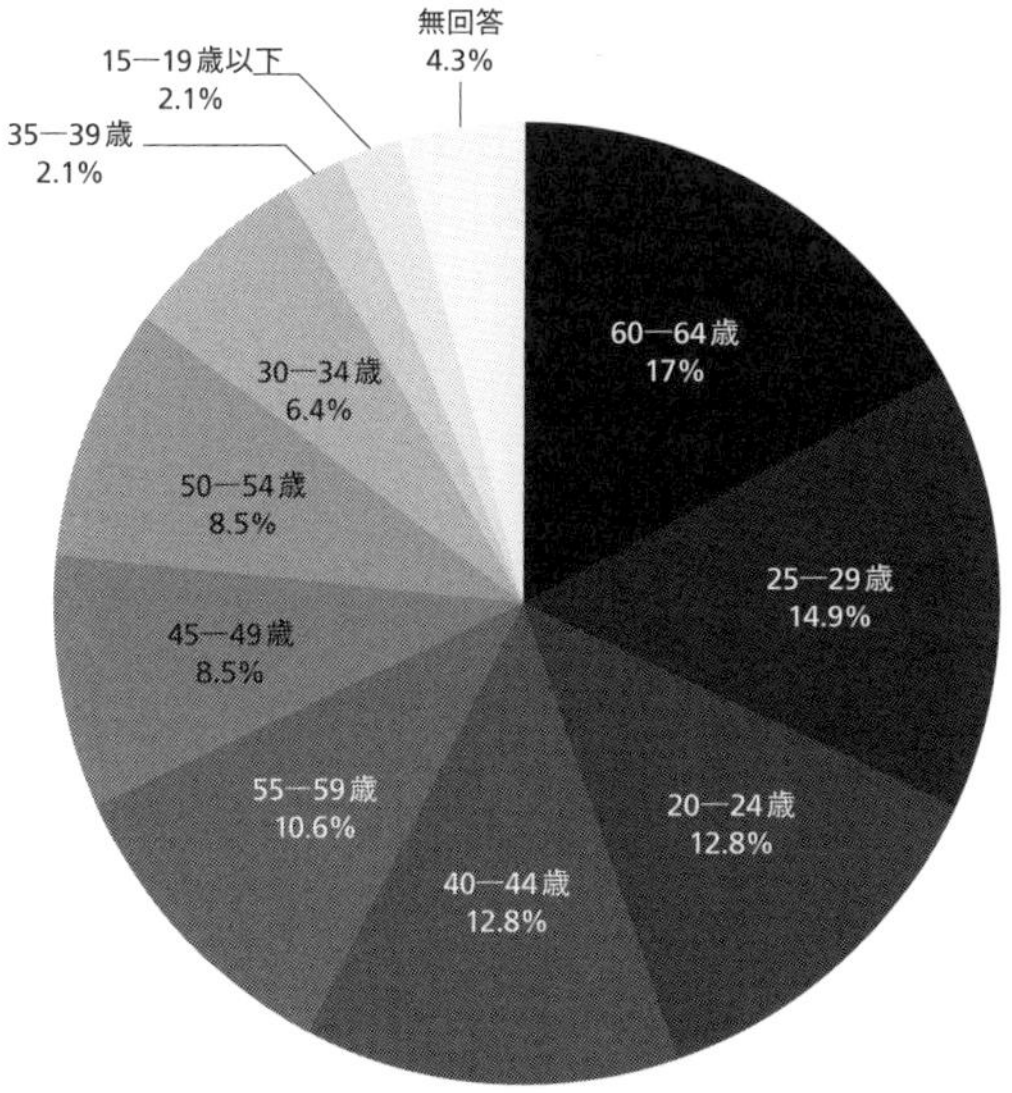

［40～64歳を対象にしたひきこもり状態になった年齢］

内閣府「生活状況に関する調査（平成30年度）」より

驚かされるのは、中高年でひきこもり状態になった年齢は「60～64歳」がもっとも多く、17％を占めていることだ。きっかけは「退職」が最多、次に「人間関係」と「病気」が続く。男性にとって会社を辞めることで社会との接点を失う様子が透けて見える。また、「40～44歳」が12・8％、「55～59歳」が10・6％など、ひきこもりが決して若年層だけの問題ではないことがよくわかる。

そして、この調査ではこれまで対象に含まれなかった「専業主婦（主夫）」のひきこもり実態が初めて調査された点も重要だ。

「女性は結婚すれば家庭に入る」といわれていた時代の名残《なごり》なのか、いまだに、女性が外で仕事をせずに家にいても、周りからあまり問題視されない傾向がある。そもそも、両親からしても、自分たちがまだ元気なうちは「仕事をしなさい」「早く結婚しなさい」と急《せ》き立てもするだろうが、年齢を重ねるうちに、家事の手伝いやら病気の看病やらで、娘がいてくれるほうが助かるようになる。逆にいえば、そんな両親の面倒を見るうちに、社会との関係が薄れ、他者とのコミュニケーションが絶たれてしまうこともあるだろう。いずれにしても、実際にはひきこもっている女性たちが、「専業主婦」「家事手伝い」の名目のもと、〝対象外〟とされてしまっていたことが問題なのだ。

解剖した摂食障害の遺体はすべて女性

私たちの法医学教室で解剖した中で、亡くなった人がひきこもりだとわかった割合は約3％で、そのうち、男性81％、女性は19％だった（兵庫医科大学調べ2009～2016年）。その多くは、失業をきっかけにひきこもってしまった人で、高齢者も少なくなかった。

女性についていえば、精神疾患を患っているケースを数多く見てきた。彼女たちはたいてい山下さんのように摂食障害との高い関連性が疑われた。そして、私がこれまで解剖した摂食障害の例でいうと、そのすべてが女性だった。

私は一般の方たちに向けて、法医学に関する講演を行うことがある。講演の最後には、必ず「解剖されないためにはどうするか」という話をすることにしている。第一に重要なことは、「社会との接点を作っておく」ということだ。それは必ずしも、友人を作れということではない。医療や行政サービスをうまく利用し、何かあればすぐに助けを求める。その準備をしておくことが、大事なのだ。

もしこの本を手に取っている方で、ひきこもり状態の家族がいて悩んでいるならば、そういった接点を作っておくことを考えていただきたい。

case:
04

ひとり暮らしの過剰飲酒と死の因果関係

女性54歳　亡くなった場所：アパートの部屋

彼女もまた、10年以上ひきこもりに近い生活を送っていた。人間関係に悩み、40歳の頃に仕事を辞めた。それから間もなくして離婚し、以降は近所に住む80代の両親の援助を受けながら、アパートにひきこもってほとんど外には出ていない。深夜にコンビニに買い物に行く以外、彼女が姿を見せることはなかったという。

ある日、食事を持って尋ねた母親が部屋で倒れている娘を発見したが、すでに息絶えていた。死因がわからず、解剖することになった。

女性の名は島田真美子さん（仮名）、54歳。運ばれてきた彼女の体にメスを入れ、腹を開けるとすぐ、表面がゴツゴツした肝臓に目が留まった。彼女は、「肝硬変」だった。

肝硬変とは、肝臓病のひとつだ。慢性的な肝機能障害が起きて、肝細胞の死滅、減少が進むと、線維《せんい》化する。線維化とは、損傷部修復のために増生した線維組織が広がった状態のことで、それによって肝臓は硬くなっていく。肝臓が硬くなると肝機能が著しく低下するため、「肝臓病の末期」ともいわれる状態だ。

ただ、肝臓は「沈黙の臓器」と呼ばれ、痛みを感じる神経がない。つまり、自覚症状のないまま、病気が進行しやすい臓器でもある。解剖に立ち会っていた警察官に、島田さんが病院に通っていたかどうかを尋ねると、やはり通院歴は見つからなかったという。

硬くなりすぎた肝臓は、時に血液が入り込めないほどになることもある。そうなると、行き場をなくした血液が食道粘膜の下を流れる静脈血管に逆流してしまう。次第に食道の血管がパンパンになり、破裂する可能性が高まるのだ。消化管の出血は、そのまま死因につながることが多い。島田さんの胃にも出血の痕が残っていて、胃から腸の中には血液が溜まっていた。直接死因は、「消化管出血」だった。

法医学の現場では、消化管出血で死亡した人に出会うことは少なくない。ただし、私の経験上、その多くは男性だった。島田さんもそうした男性と同じく、あるものに依存していたのではないか――。その〝あるもの〟とは、アルコールだった。

case:
04 解説

社会進出に伴う女性の〝男性化〟により
アルコール関連死が増える

死因：消化管出血（肝硬変）

消化管出血を見つけると、その人がお酒を飲む人だったかどうかを担当の警察官に聞く。たいていの場合、彼らが見つかった部屋にはお酒の空き瓶や空き缶がいくつも残っている。家の中にはほかに食べ物がない、というケースも珍しくはない。ひとり暮らしの心の隙間を酒で埋めているうちに、飲酒量が増え続け、肝臓を悪くするのだ。

聞けば、島田さんもまた、相当な酒飲みだったという。実際に部屋をのぞいたわけではないため、その「相当」がどの程度のことを言っているかはわからない。しかし、彼女の部屋にもまた、焼酎やウイスキーなど、アルコール度数の高いお酒の瓶が複数転がっていたそうだ。ひとり暮らしで、朝から酒を飲み続ける。結果、肝臓を悪くして消化管出血で亡くなる。そして、法医学教室に運ばれて解剖される。

そうした経過をたどるのは、これまで圧倒的に男性が多かった。

私たちの法医学教室で解剖したアルコール依存症の人は、これまで男性が83・9％、女性は16・1％だ。その死因は、3分の1が消化管出血などの病気で、3分の1は酔って転倒した際などに事故で亡くなるといった外的要因、残りの3分の1は不詳だった。病死の場合、その半数以上が消化器系の病気で亡くなっており、脳血管系、呼吸器系、循環器系と続く。

ただ、「依存症」とまではいかなくとも、解剖する人の3割近くが、お酒を飲んだあとに亡くなっている。

昨今、働きに出る女性が増えたことで、彼女たちが外出する機会も多くなった。総務省が発表した2019年6月の「労働力調査」で、女性の就業者数が初めて3000万人を超えたという。15～64歳女性の就業率も上昇していて、2019年に入ってからは、安定して70％台をキープしているようだ。

日本では、「男女雇用機会均等法」が施行され、女性の社会進出が大々的に謳われたのは1986年のことだ。ただ、安倍政権がアベノミクスの成長戦略として女性の活躍を推進する方針を打ち出し、本格的な対策がとられるようになったのは、まだここ数年の話である。その裏側にある労働人口の減少や世帯収入、税収の減少などを鑑《かんが》みると、今後、女性が社会の貴重な労働力としてさらに期待されることは間違いない。

経済的に豊かになり、結婚をしない（していない）女性も増えている。女性の場合、男性とは逆で「高収入な女性ほど未婚」であるという統計も出ている。つまり、自由になるお金がある人ほど、生涯未婚率も高い。

今後、女性の独居者は間違いなく増えていくはずだ。そうなれば、外食や飲酒習慣の増加といった独居男性に似た生活様式を取るようになり、女性の〝男性化〟が進むともいえる。私が危惧しているのは、こうした生活の男性化により、これまで男性に多く見られた死に方をする女性が増えていくのではないか、という点だ。

死後のことまで思い悩まなくていい

ひとり暮らしとなれば、当然、「孤独死」の可能性は高まる。

ただ、「孤独」と「孤独死」は別の問題である、ということだ。「孤独」に生活することをどう思うかは、人それぞれである。ひとりが好きだという人もいるだろうし、その一方で、ひとりの生活は寂しい、誰かと一緒に生活したい、という人もいる。どちらが良い悪いではなく、本人の問題だ。

今、世の中では、「孤独」や「孤独死」という言葉が氾濫《はんらん》している。こうした言葉を語る時、生前と死後の問題が明確に区別されていないように感じる。

ひとりで生活していて、急な病気で亡くなったとすれば、死体が発見されるまでに時間がかかる。同居者がいた人は、8割が死後1日以内に死体が見つかるのに対し、独居者のそれはわずか3割程度だ。夏に死後2週間も死体を放っておけば、体の腐敗はかなり進む。死後に活発化する微生物らの働きによって腹のあたりが緑色になり、カエルのお腹のように膨らんでいく。腐敗した際に発生するガスが腸の中に溜まり、臭いも強烈だ。身体中にウジもわくだろう。冬場に長らく放置されれば、ミイラ化する可能性もある。

周囲と交友もなく、孤独に生きていれば、そうした状況に陥りやすくなることは確かだ。ただ、それが悪いことなのだろうか、とも私は考えている。

法医学者からすれば、死後腐敗して見つかることは、自然現象なのだ。ひとりで気ままに生き、生活を楽しんだ上での突然死ならば、私だったら大きな後悔はない。少々無責任な言い方に聞こえるかもしれないが、死後のことは周りの人たちの問題であり、自分が思い悩む必要はないと思うのだ。

あなたにとっての素晴らしい人生とは何か。それを考えれば、おのずと自分らしい死に方も見えてくるはずだ。

第2章

ふたり暮らしの死

第1章で「ひとり暮らしゆえの死」について述べてきた。

では、同居者がいれば〝悲しい死〟のリスクは大きく減るのか。解剖台からさまざまな死を見ている私には、決してそうとは思えない。病死以外の死、「外因死」については〝ひとりだったら遭遇せずに済んだもの〟が多く含まれるからだ。

特に、いつの時代も愛憎のもつれは悲劇を生みやすい。配偶者（事実婚や別居中の夫婦、元配偶者も含む）や交際相手との間にトラブルを抱え、その末に亡くなって運ばれてきた遺体には、男女に限らず数多く出会ってきた。もちろん、彼らの結婚や同棲、交際そのものが「不幸」だったかは、私にはわからない。ただ、「ひとり暮らしゆえの死」と「ふたり暮らしの末の死」では、異なった悲しみが隠されているように感じる。

ドメスティック・ヴァイオレンス（DV）の末の死、自己防衛や保険金絡みでの他殺、ケンカが引き金になったかもしれない自殺。

法医学教室で遭遇する「ふたり暮らしの末の死」の背景には、彼らが共に生活を始める際には想像もしなかったような結末ばかりが見えてくる。

かつて日本では「夫婦ゲンカ」や「痴話ゲンカ」で済まされてしまったDV問題だが、被害者の悲痛な声がメディアで取り上げられ、問題の深刻さが徐々に知られるようになってきた。日本では、DVは「配偶者や恋人など親密な関係にある、またはあった者から振るわれる暴力」と定義されることが多く、その相談件数は増え続けている。

警察庁の「平成30年におけるストーカー事案及び配偶者からの暴力事案等への対応状況について」によれば、同年の暴力事案等の相談等件数は7万7482件で、15年間で6倍以上も増加している。そのうち、79・4%が女性の被害者で、男性は20・6%。被害者と加害者の関係については、「婚姻関係（元含む）」が76・1%でもっとも多く、「生活の本拠を共にする交際をする関係（元含む）」が16・3%、「内縁関係（元含む）」が7・6%だった。配偶者暴力相談支援センターへの相談件数に至っては、すでに年間10万件を超えている。

また、内閣府男女共同参画局も、20歳以上の男女5000人（全国から無作為に抽出）を対象にアンケートを実施し、「男女間における暴力に関する調査（平成29年度調査）」の結果を報告している。有効回収数3376人で、女性1807人、男性1569人から回答を得ている。配偶者からの精神的・身体的な暴力について、女性は約3人に1人、男性は約5人に1人が「配偶者からの暴力の被害経験」があると答えた。さらに、女性の約7人に1人は、複数回にわたって被害を受けていた。1度でも被害を受けた女性のうち、約7人に1人の女性が「命の危険を感じた」と回答している。

また、交際相手からの暴力を受けた女性は約5人に1人、また同棲相手から同棲期間中に暴力を受けた女性は約6割にものぼっている。暴力の被害を受けた女性のうち、約5人に1人が「命の危険を感じた」経験があった。

DVは、特に女性にとって、いつ誰が陥ってもおかしくない、身近な問題といえる。2018年の「配偶者からの暴力事案等の検挙件数」は9017件で、過去最高数を記録した。

一方、殺人事件についても夫婦間の事件は絶えないが、こちらにも注視すべき特徴がある。

殺人事件の被害者と加害者の関係でもっとも多いとされているのは、親族だ。さらに、親族間殺人の被害者と加害者の関係性を見れば、配偶者（内縁も含む）がもっとも多い。

男女共同参画局の「男女共同参画白書令和元年版」によると、2018年の「配偶者間（内縁を含む）における犯罪（殺人、傷害、暴行）の被害者の男女別割合（検挙件数）」は、犯罪総数7667件のうち、女性が90・8%（6960件）、男性が9・2%（707件）。「傷害」や「暴行」の男女比を見てもおおよそ9対1で、女性被害者が圧倒的に多い。ところが、これを「殺人」(153件)の被害者に限ると、女性が55・6%(85件)、男性が44・4%(68件)と、男女差があまりなくなる。

配偶者間における犯罪では、もっとも困難に思える殺人という行為だけ、妻が加害者となる割合が極端に高い。なぜだろうか。そこからは、夫の身勝手さやわがままを我慢し続けていた妻が限界を迎えると一線を越える、という可能性が読み取れるのかもしれない。

「ふたり暮らしの末の死」というリスク

とはいえ、読者の中には第1章で触れたようにひとり暮らしや生涯未婚率の増加を考えれば、「ふたり暮らしの死」は今後減るのではないか、と考える方もいるかもしれない。「3組に1組の夫婦が離婚する時代」であり、1度結婚したところで、その後ひとりで人生を歩む人も多いはず——。

だが、事はそう単純ではなさそうだ。

そもそも、この「3組に1組」という数字の根拠となっているのは、厚生労働省が毎年発表する「人口動態統計の年間推計」のデータだ。同統計によると、2011年以降の婚姻数は毎年60万組台(2018年はおよそ59万組)を維持し、対して離婚数は年に20万組程度となっている。もちろん、その年に結婚した夫婦が同年中に離婚したとは限らない。この数字だけで「3組に1組」といえるかどうかは、さまざまな議論がある。

同時に注目したいのは、〝同棲カップル〟の増加だ。2012年に総務省統計研修所の西文彦氏が公表した『「非親族の男女の同居」の最近の状況（2010）』によれば、2010年に、親族以外の男女2人で同居している者（事実婚夫婦、ルームシェア、雇用関係の同居をのぞく、いわゆる同棲状態にある男女）は、60万6000人だった。そのうち、未婚は46万5000人で、「非親族の男女同居の者」全体の76・7％を占めた。つまり、未入籍のまま、恋人関係、内縁関係にあるカップルが23万組以上確認できたということだ。

この統計では、2005年から5年間の推移を検証しており、その間、「非親族の男女同居の者」の総数は右肩上がりで上昇している。増加数は11万3000人。その後の統計データは確認できなかったが、この数が増えることはあっても減ることはないだろう。

厚労省の「人口動態統計」が開始された1947年から現在に至るまで、もっとも年間婚姻数が多かったのは、1972年の109万9984組だった。婚姻数だけで見れば、当時の半数近くにまで減少している。ただ、前述の通り、法律上の「結婚」という形に縛られることなく、生活を共にするパートナーを持つ人たちは今も増え続けている。

信頼する誰かと共に暮らす安心感ややすらぎは何物にも代えがたいものだ。だが、時としてその信頼にひびが入ったり、愛情が憎しみに変わったりすることもある。「ふたり暮らしの末の死」というリスクがあることも、知っておいたほうがいい。

男女の仲を維持し続けるには、双方の不断の努力が必要だ。私には長年連れ添った妻がいる。彼女には感謝しているし、どちらかが死ぬまで、添い遂げたいと思っている。同時に、その最期の瞬間が「悲しい死」にならぬよう、努力し続けなければ、と自分自身に言い聞かせている。

私が出会った「ふたり暮らしの末の〝悲しい死〟」について、詳しくお話ししてみよう。

データで見る「ふたり暮らしの死」

［表2-1］配偶者からの暴力事案等における被害者の性別、加害者との関係

警察庁「平成30年におけるストーカー事案及び配偶者からの暴力事案等への対応の状況について」より

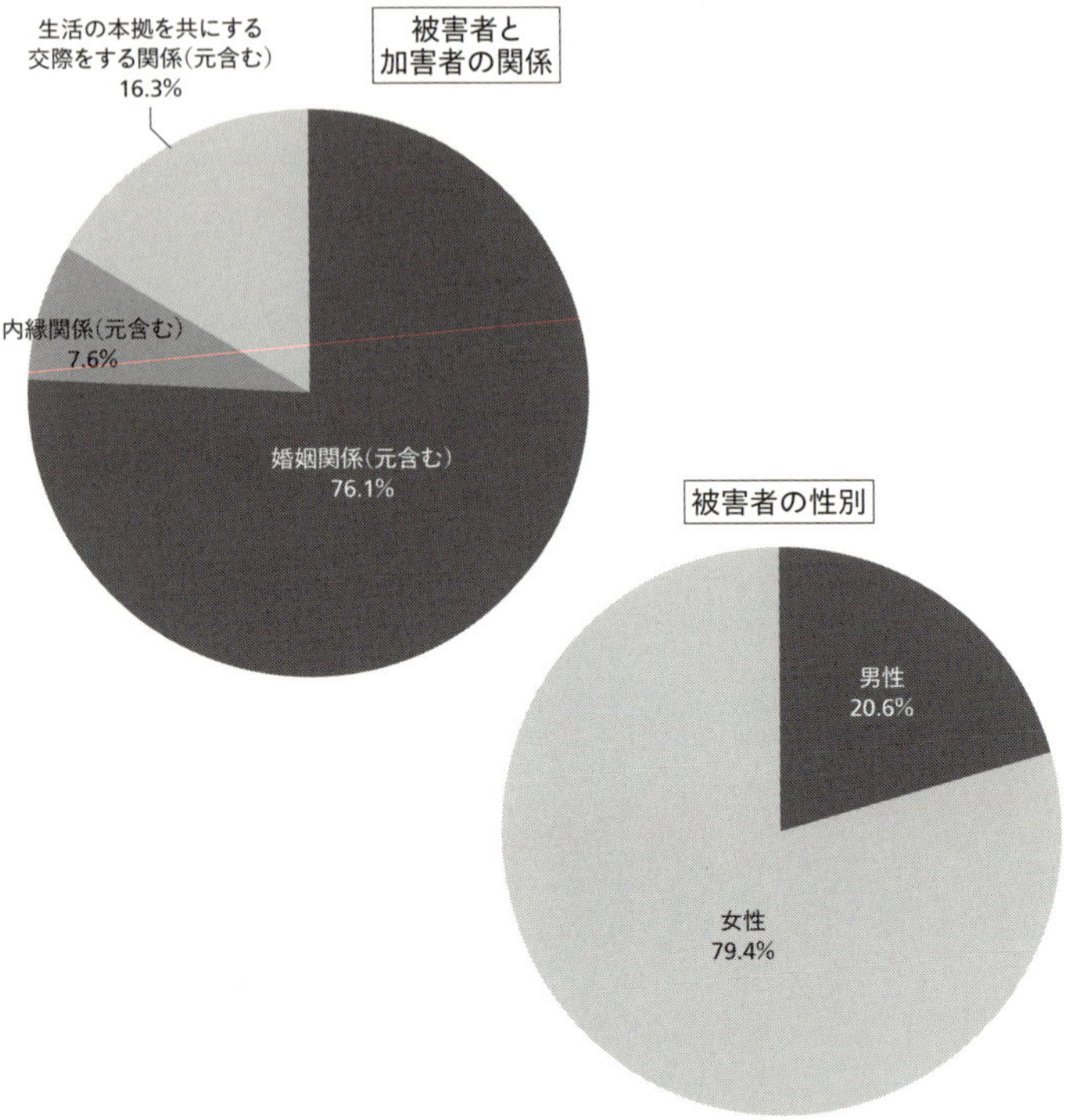

時代の変化と共に、男女の形は常に変化するものだ。かつては多くの日本人が結婚をして、家庭を持つことを当たり前と考えていたが、今は籍を入れることにこだわらず、パートナーと暮らす選択をする人たちも増えている［表2‐3］。一方で、配偶者や交際相手からのさまざまな暴力、いわゆるDV問題の警察への被害相談は年々増加している。誰かと暮らすことには、ひとり暮らしとはまた違ったリスクがある。

[表2-2] 女性が受けた配偶者からの暴力被害経験

男女共同参画局「男女間における暴力に関する調査(平成29年度調査)」より

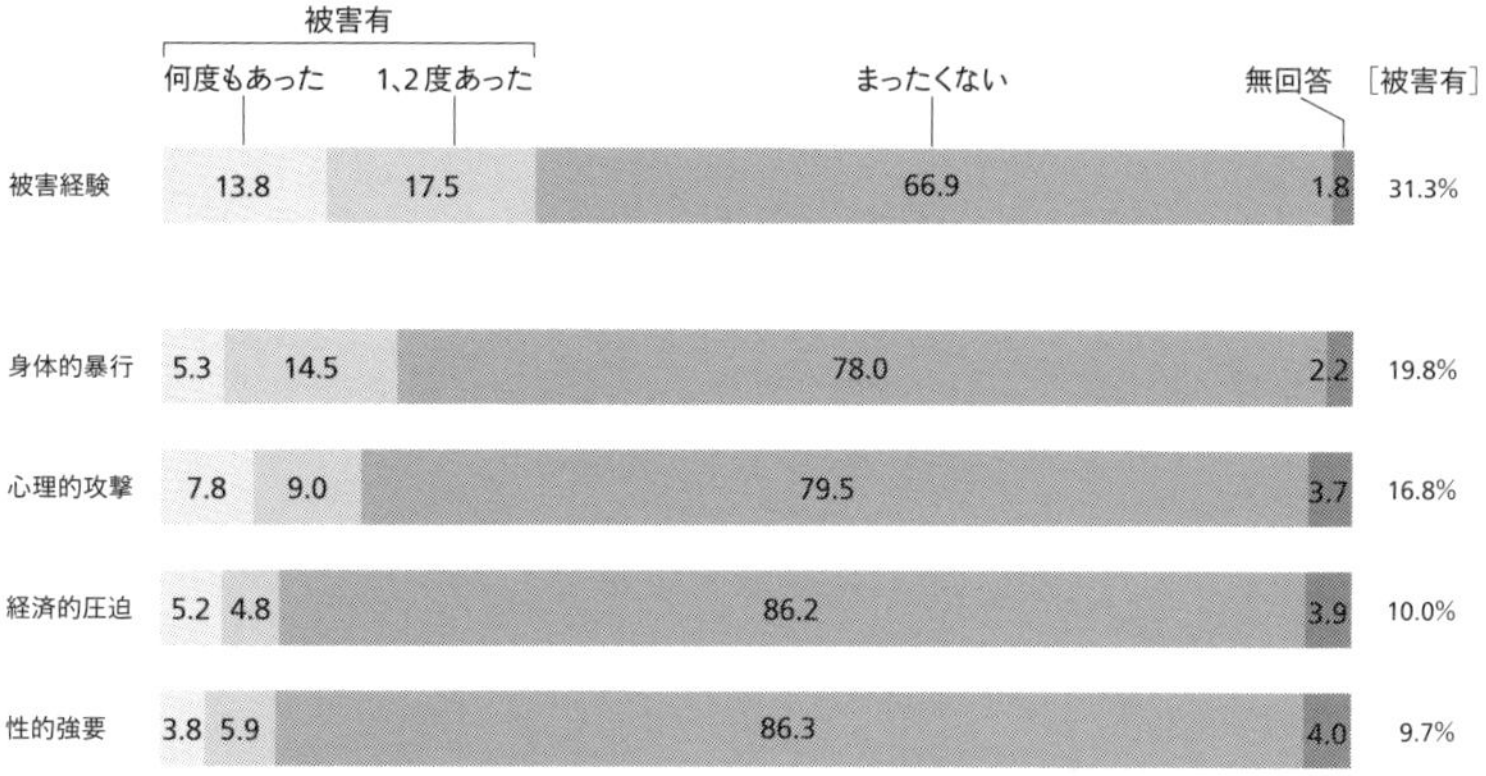

[表2-3] 非親族の男女で同居する者の数

西文彦氏「『非親族の男女の同居』の最近の状況(2010)」より

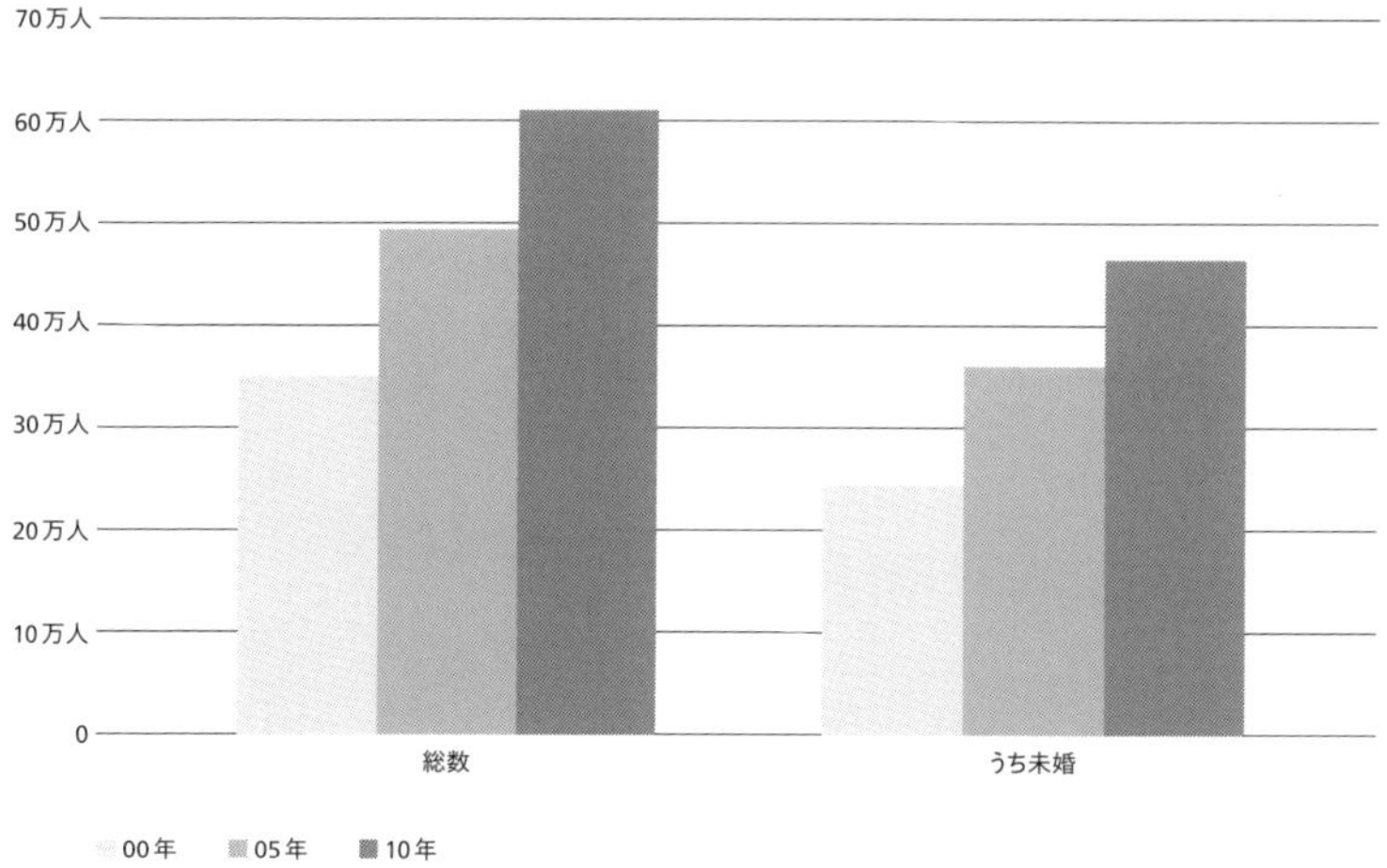

case:05

ミイラ化した遺体の額に残されていた出血の痕跡

女性36歳　亡くなった場所：放置された軽ワゴン車内

別の大学に勤務する法医学のA先生から電話があった。先生が見つけたある資料が、私が最近解剖した事件の参考になるのではないかという。その資料を送ってくれるというので、解剖記録を見直すことにした。

その女性の遺体が発見されたのは、6月のことだった。

しばらく雨が続いて、じめじめとした空気にうんざりする梅雨《つゆ》の時期。彼女は、私たちの法医学教室に〝到着〟した時、毛布にくるまれていた。通常、遺体は裸の状態で運ばれてくる。その光景を不審に思いつつ、毛布を開くと、そこにはミイラ化した女性が眠っていた。それまでの雨は彼女のために降っていたのではないかと思うほど、全身から水分が抜け切った状態だった。

身元はずいぶんあとになってわかったのだが、彼女はその干からびてしわだらけの見た目からは想像できないほど、若かった。木下美帆《みほ》さん（仮名）、36歳だ。

木下さんが発見されたのは、関西のＪＲ某駅近くにある廃材置き場だった。しばらく停められたままになっていた軽ワゴン車から漏れ出る異臭に気づき、関係者が通報したという。発見時から頭まですっぽりと毛布にくるまれていたことから、彼女の死後、誰かがそうしたことは間違いない。この時点で「被疑者不詳の死体遺棄事件」とされ、司法解剖をすることになった。

解剖台の上に乗せられた遺体の皮膚は硬く、茶色や黒色に変色してしまっている。かつては、白く柔らかかったであろう彼女の肌を想像することは難しい。ミイラ化が進んだ遺体の状態から考えると、木下さんが亡くなったのは前年の12月からその年の2月の間と考えられた。湿度が高い時期に亡くなったのなら、体は腐敗する。ミイラ化するのは気温の低い、冬場に亡くなったためだ。

腐敗した遺体同様、ミイラ化した遺体の死因を突き止めるのは容易ではない。

硬くなってなかなかメスの入らない皮膚をようやく開き、臓器を観察できるところまで解剖を進めた。ところが、胸や腹にあるはずの臓器は、跡形《あとかた》もなく消えてしまっている。代わりにそこにいたのは、山のように積もった「カツオブシムシ」という虫だった。一般的には腐敗した遺体を食べるウジがよく知られているが、カツオブシムシは乾燥した遺体を好み、臓器を食い尽くす。臓器がなくなった遺体から死因を見つけ出すことは困難を伴う。

「(死因は) 不詳と書かざるをえないだろうか……」

そう思った時、前額部《ぜんがくぶ》、つまり額の皮の裏側に赤い変色があることに気がついた。本来なら真っ白なはずの頭皮の裏側も、真っ黒になっている。そこに、微《かす》かながらに見られる赤。これは、何か硬いものがぶつかり、出血した痕に違いない。出血は生きている時にしか起こらない。つまり、この変色は少なくとも木下さんがまだ生きていた頃に受けた〝傷〟だった。

原因を探るため、頭蓋骨を開けて脳を観察した。もしも頭蓋の中に脳出血があったとすれば、それは死因になりえる。脳はすでに液状化し、ドロドロになっていたが、赤いかたまりが残っていないか、丁寧に探した。

結果的に、出血はしていなかった。赤いかたまりは見つからず、頭の打撲は死因には関係なかったことになる。

残された骨もくまなくチェックしたが、頭蓋骨はもちろん、肋骨などにも骨折の痕は見られない。結局、私は当時、死体検案書の死亡原因の欄に「(高度ミイラ化のため) 不詳」と記載するほかなかった。

case: 05 解説

DVで全身の20〜30%にあざができれば死もありうる

死因：全身打撲で起きた皮下出血による腎不全

木下さんの遺体が私のもとに運ばれてきた当時、解剖で死因を特定することはできなかった。しかし、状況的に殺人の可能性が高いことを確認した警察は捜査を続けた。発見された車の所有者の男を割り出し、傷害の容疑で逮捕した。

その男と木下さんは内縁関係にあり、生活を共にしていたという。ただ、彼らの〝家〟は、木下さんが発見された軽のワゴン車だった。

解剖の際に見つかった前額部の打撲の痕跡から、警察は彼女がDVを受けていたのではないかと疑った。激しい暴行を受けた末に、亡くなった可能性を考えたのだ。ただ、前述の通り、前額部の打撲は死因とは関係がない。頭以外の場所に出血ができていたかは、確認することができなかった。

A先生からかかってきた電話が、事件の顛末《てんまつ》を紐解く端緒になった。電話があってから3日後に届いた資料は、アメリカの救急現場の症例を集めた報告書だった。救急現場には、交通事故などで体のあちこちを打撲した患者が運ばれてくる。打撲すると、体の表面には皮下出血、つまり「あざ」ができる。この資料には、体の表面にあざがどのくらいできた時に死亡するのかがまとめられていた。

人が打撲をした際、あざができる。この時、実は筋肉を損傷している。筋肉が傷つくと、そこから血液中に「ミオグロビン」という色素タンパク質が流れ出す。ミオグロビンには、腎毒性、つまり腎臓の機能を障害する性質がある。大量のミオグロビンが血液の流れに乗って腎臓に送り込まれれば、いずれ、「腎不全」を起こす危険がある。資料には、全身の面積の20〜30％ほどにあざができた場合、「急性腎不全」を引き起こし、死亡する人がいると書かれていた。

もし亡くなった人が高齢であれば、心臓や脳などに問題が起き、急死した可能性も考えられただろう。しかし、木下さんは30代だった。そうした病気で突然死する可能性はかなり低い。

彼女の体にどれくらいの範囲であざができていたのか――。それがわかれば、資料をもとにして「皮下出血で亡くなった」と証明できるかもしれない。私はそう考えた。

警察が捜査を続ける中で、意外な事実が明らかになる。彼女の〝最後の客〟だったという男にたどり着いたというのだ。

［頭部を殴打されることの危険性］

本文では皮下出血の危険性について言及したが、DVで危険なのが頭部への強い衝撃を受けることだ。DVで亡くなった人の頭蓋骨を開くと、たいてい以下3つのどれかが起きている。外傷により出血が起きる、という点で共通している。

- **硬膜外出血**……固いもので殴られたりして、頭蓋骨が折れることで起きる。硬膜にある血管が切れ、頭蓋骨と硬膜の間に出血が起こる
- **硬膜下出血**……暴行により脳が揺れることで、脳の表面から出血が起き、硬膜の下に広がる。この血が脳を圧迫する
- **外傷性くも膜下出血**……外部から頭部に強い衝撃が加わることで、脳の血管が切れ、脳の表面とくも膜の間の空間に出血が広がる。脳動脈瘤が破裂することで起きるくも膜下出血とは異なる

どうも、木下さんは内縁関係にあった男から、売春行為を強要されていたようだという。客となった人たちから話を聞くうちに、「あざを見た」という人物が現れた。その客は、12月30日に初めて彼女と会ったという。その際には特に目立った傷はなかったが、2週間後に再び会うと、彼女の体には大きなあざができていた。あまりの痛々しい姿に、彼は衝撃を受けたのだろう。その様子をはっきりと記憶していた。

客の証言をもとに、あざができていたという範囲を測ったところ、彼女の体表面積の30％近くであることがわかった。30～40代の女性であれば、腎不全を起こして2週間も放置すると死ぬ確率が高まるというデータも出ている。結局、彼女の死因は「全身打撲で起こった皮下出血による腎不全」と結論付けられた。

ビール瓶での殴打を認めた内縁の夫

裁判の中で、木下さんの内縁の夫は、彼女をビール瓶で何か所も殴っていたことを認めた。最終的に、この事件は「傷害」ではなく「傷害致死」として扱われ、男は実刑を受けることになった。もしもあの時、A先生が資料を見つけてくれなければ、この事件は死因不詳のまま終わっていたかもしれない。

なぜ、木下さんは周りにSOSを発することができなかったのだろう。

ここに、DV問題の難しさが隠されている。継続的な暴言や暴力により、支配と被支配の関係が生まれ、被害者は〝思考停止〟状態に陥ってしまう。DVから逃れて、シェルターなどの保護施設に入ったはずの女性が、再び夫のもとへと戻ってしまうケースも少なくないと聞く。

そこには、経済的な問題もある。

木下さんの内縁の夫は仕事を辞めてまともに働かず、家賃が払えなくなり、2人は車中生活を余儀なくされていた。食べるために必要な金を木下さんに売春を強要して稼がせる。ほかに頼れる親族もいなかったようだ。木下さんは理不尽さを抱えながらも、逃げたところでどうやり直したらいいのかわからなかったのかもしれない。

case:
06

全身200数か所の刺し傷に見る「女性的な殺し方」

男性46歳　亡くなった場所：駅前

私がまだ30代だった時の話だ。当時は休みなく働いていて、昼夜かまわず解剖を受け入れていた。

その日も、そろそろ帰宅しようかと身《み》支度《じたく》を始めたところに、警察からの電話が鳴った。駅前で、殺人事件が起きたという。容疑者は被害者を刃物で刺し、その場で逮捕されるに至った。凶器は明らかで、犯人も逮捕済み。そうした場合でも司法解剖は行われる。傷はいくつあって、そのうち致命傷となった傷はどれだったのか。最終的な死因は何か。場合によっては、解剖の結果から正当防衛が認められることもある。

皆さんにはなかなか理解してもらえない感覚だろうが、この事件のように「犯人は捕まっている」と聞くと、法医解剖医として少しホッとする。罪を犯した人物が、野離しにされているわけではない。あとは我々が遺体の最後の声に耳を傾ければいい、と思えるからだ。

電話が鳴ってから間もなくして、灰色の遺体袋に包まれたその人は運ばれてきた。身長は175センチ、体重は70キロ程度の中肉中背だ。この時運ばれてきたのは、松田健介さん（仮名）、46歳。被害者男性だった。

解剖室に入って、私は思わず息を呑んだ。松田さんの体には、あちらこちらに刺し傷が確認できる。一つひとつに番号を振りながら数えると、なんとその数は200数か所にも及んでいた。これほど刺すということは、強い「殺意」があったことを証明している。無数の傷痕を見ながら、私は背筋が冷たくなった。

解剖の結果、松田さんの死因は「多発損傷による失血死」。大半の傷は浅いものだったが、いくつかが体の深いところにまで到達していた。傷口から血液が大量に失われたことで、彼は死に至ったのだ。

「男だったら、ここまでやらないな……」

その予感通り、捕まった犯人は40代の女だった。警察の話では、犯人は駅で松田さんを待ち伏せし、背後から襲ったのだという。彼女は、被害者の元妻だった。

「女性的な殺し方」を目の当たりにした瞬間だった。

case:
06 解説

女性による殺人には激しさと冷静さが垣間見える

死因：失血死（刺殺）

解剖後に聞いた話だが、松田さんは離婚後しばらくして、元妻からのストーカー被害を周囲に訴えていたという。

一般的にストーカー事案は、女性が被害者になりやすい。警察庁がまとめた「平成30年におけるストーカー事案及び配偶者からの暴力事案等への対応状況について」によれば、同年のストーカー事案に関する相談件数は2万1556件で、うち87・9％は女性が被害に遭っているケースだった。被害者と加害者の関係では、「交際相手（元含む）」が43・3％でもっとも多く、「配偶者（内縁・元含む）」は7・7％。この年のストーカー事案に関連する刑法犯・特別法犯の検挙数は1594件で、殺人はわずか5件（既遂・未遂含む）にとどまったという。

松田さんのケースでは、男性が被害者となり、元妻の行動が殺人にまで及んだという点において、珍しい例だったといえる。ただ、私は解剖台の遺体を見た瞬間、直感的に「女性的な殺し方だ」と思った。それは、200数か所にも及ぶ刃物による刺し傷ゆえだった。

女性加害者により刃物で危害を加えられた遺体の解剖を何度も行ってきたが、心臓をひと刺しするようなケースには出会ったことがない。たいてい、複数箇所を刺している。理由のひとつは、女性のほうが男性に比べて非力だからだろう。腕力のなさを補うために、何度も刺す。もうひとつは、抑え込んでいた感情の強烈な発露《はつろ》だ。女性はいざ刃物を手に相手と向き合うと、憎しみや怒り、そして苦しみがあふれ出すのかもしれない。

少し前のものだが、専修大学の岩井宜子名誉教授が2008年にまとめた共著論文「女性による殺人罪の量刑の変化」によれば、調査の対象となった1976年以降、いつの時代も女性による殺人事件の被害者は、「夫・愛人」が最多数となっている。動機としてはDVに対する防衛行為が多いと見られているが、情動、つまり瞬間的な感情の高まりによって殺害に及んでしまうケースも少なくない。

また、同調査では、女性による殺害手段について「絞殺・窒息殺」「撲殺・刺殺・射殺」「溺殺・焼殺」「そのほか（毒殺など）」の4つに分類している。

ちなみに、日本における殺人は親族や知人による犯行が大多数を占め、殺し方は「絞殺」、つまり首を絞めて殺すケースがもっとも多いといわれる。身内が相手だと、その人の姿形が変わってしまうような殺し方は、本能的に躊躇《ちゅうちょ》するのかもしれない。

死因が見抜かれにくい「毒殺」という殺し方

もうひとつ、「女性的な殺し方」でいうと、思い浮かぶものに「毒殺」がある。毒物を使った殺人だ。私の経験からくる話だが、毒殺を試みるのは男性よりも女性に多い。腕力を必要としない殺し方であることとも関係しているのかもしれない。

全国的に見て、毒物を使った殺人事件というのは非常に少ない。私自身、毒物を飲まされて殺された人を解剖するケースはまれだ。

2014年に大きな注目を集めた「青酸連続殺人事件」を覚えておられるだろうか。大阪、京都、兵庫、奈良4府県警が合同で捜査を行っていた青酸化合物による連続不審死事件で、のちに京都府に住む当時67歳の女が逮捕された。

この女は結婚相談所を介して知り合った高齢の独身男性に次々と青酸化合物を服用させ、殺害した容疑がかけられた。警察の捜査で、女の周辺で10人近い高齢男性が不審死していたことが明らかになり、大きな注目を集めた。

この事件が最初に発覚したのは、2013年だった。自宅で亡くなった京都府に住む75歳の男性の司法解剖をしたところ、彼の胃や血液から致死量を超える青酸化合物が検出されたのだ。

その後、殺人及び殺人未遂が立証された4人とは別に、女は4人の高齢男性の殺害も認めたが、これらには物証がなく、不起訴処分となっている。最終的に、夫や交際相手4人に対する殺人や強盗殺人未遂容疑で起訴。一審の判決は死刑、2019年5月24日に開かれた控訴審判決公判でも女は死刑判決を言い渡されている。

最初の被害者と見られる男性が殺されたのは、1994年だった。その際に、青酸化合物による殺害が判明していれば、のちの被害者は亡くならずに済んだのかもしれない。

しかし、死因を薬物中毒だと見抜くことはそう簡単ではない。首を絞められたり、刃物で刺されたりして殺害された遺体には、死の痕跡がくっきりと残されている。その印はたいていの場合、容易に見つかる。ところが、薬物によって殺された遺体は「死の特徴」に乏《とぼ》しい。体のどこかに印があるわけでもなく、一見すると、突然、病気で亡くなった人に見える。そのため、「事件性なし」とされ、解剖に回されないケースも多いと考えられる。

私たち法医解剖医にとっても、薬毒殺された遺体の解剖は非常に難しいものだ。微かな兆候(例えば青酸中毒の場合、血液が鮮紅色になる)や薬毒物による死の疑いがあった場合、遺体の血液や尿、胃の中の内容物を専門的な機器にかけて検査を行う。そこまでやらなければ、薬物による死と診断することはできない。

同じ「女性的な殺し方」でも、衝動的にメッタ刺しにする「刺殺」と、用意周到にひっそりと実行する「毒殺」。男にはない、女性の二面性を示していると思うのは私だけだろうか。

case:
07

妻との口論の末に橋から海に飛び込んだ夫

男性55歳　亡くなった場所：海

「どこにいるの?」

「言いすぎたわ。本当にごめんなさい」

「帰ってきて。もう怒ったりしないから」

スマートフォンの画面には、大量の着信履歴と共に、妻からのメッセージがいくつも並んでいる。

だが、江田隆さん（仮名・55歳）がそのメッセージを読むことはなかった――。

きっかけは、些細《ささい》な言い争いだった。意見が食い違い、どちらも意地を張ってしまっただけだろう。ただ、その日の夜は、江田さんも仕事で疲れていたのか、思わず妻の知子さん（仮名・53歳）に怒鳴り声を上げてしまった。

夫婦には子供が2人いたが、就職し、相次いで独立したという。

ふたり暮らしとなってからは夫婦の会話は減り、家事は知子さんに任せきりだった。彼女もまた、そんな毎日に少しずつ不満を溜め込んでいたのだろう。

夫婦ゲンカの末に、江田さんは家を飛び出した。

最初は知子さんも、近所を散歩して、頭を冷やしたらすぐに帰ってくるだろうと思っていた。ところが、「俺がいなくなれば、おまえも楽になるだろう」というメッセージが届いたのを最後に、夫とまったく連絡が取れなくなってしまった。

不安を感じた知子さんはすぐに警察に通報したが、江田さんが発見されたのは数日後のことだった。彼は海岸でずぶ濡れ姿の遺体として見つかった。

遺体発見現場から3キロ手前の橋の上に、彼のスマートフォンや財布の入ったカバンが置いてあり、そこから飛び込んだのではないかと推測された。場合によっては、何者かによって殺害され、自殺を装うために橋の上に江田さんの荷物を残したのかもしれない。殺人の可能性も否定しきれないため、私たちのもとに遺体が届いた。

江田さんの胸部を開けてすぐ、溺死でなかったことがわかった。

肺という臓器は、肋骨と横隔膜《おうかくまく》とに閉じられた胸腔《きょうくう》という空間に入っている。この空間を広げることによって、鼻と口から空気を取り込むのだ。ご存じの通り、肺のもっとも重要な役割は、全身に酸素を運び、二酸化炭素を体外へ排出することである。

解剖する際、その肺が大きく膨らんでいることがある。その際、私たちは真っ先に2つの可能性を思い浮かべる。ひとつは気管支喘息《ぜんそく》で亡くなった場合、もうひとつは溺死《できし》した場合だ。気管支喘息の人は、気管支内部が炎症を起こして狭くなるため、肺の中の空気を出すことが困難になる。発作《ほっさ》で亡くなると、吐き出せなくなった空気で肺が膨らんでしまう。一方、溺死の場合、本来なら空気が入るべき肺に水が流れ込み、窒息死する。この時も、水で肺がパンパンになるわけではなく、空気で膨らんでしまう。飲み込んだ水の勢いによって、もともと取り入れていた空気が肺の奥のほうへと押し込まれ、吐き出せなくなってしまうのだ。肺の表面を指で押さえると、空気がぷくぷくと動くのがわかる。

しかし、江田さんの肺は、膨らむどころか、小さくなってしまっていた。これは溺死ではないことを示していた。

肺を取り囲んでいる胸腔を見ると、壁が真っ黒になっている。大量出血の痕だ。

原因を探るうちに、胸郭《きょうかく》（胸の骨格）の背中側に異変が見つかった。背中が何かと強くぶつかったのか、肋骨が何本も骨折してしまっていたのだ。しかし、背中の表面を確認しても、どこにも傷が見当たらない。

江田さんが飛び込んだ場所は、海をまたぐ形でかかった海岸線の大きな橋の上だった。もっとも高いところは橋の上から海面まで約30メートル。落下時間は数秒足らずだ。背中が海面に強くぶつかった際、肋骨が何本も骨折したに違いない。平らな海面にぶつかったのであれば、背中の表面に傷ができていないのも説明がつく。

溺死でなかったので、少なくとも落下している最中、彼は生きていたことになる。死んだあとに骨折をしても、出血は起こらない。海面にぶつかった際には生きていたからこそ、骨折後すぐ多量出血し、亡くなった。海の水を飲み込んだ様子はなく、海面にぶつかってから亡くなるまで、一瞬だったはずだ。江田さんはさほど苦しまずに生を終えたことだろう。

死因は、「胸郭の肋骨骨折による失血死」と診断した。

始まりは夫婦ゲンカだったはずが、最後は夫の死で幕を閉じた。

case:07 解説

夫婦ゲンカが原因で死を選ぶのは決まって男性ばかりという現実

死因：胸郭の肋骨骨折による失血死

法医学でできることは〝死因を突き止めるまで〟だ。江田さんの場合も、自ら海に飛び込んだ自殺なのか、誰かに突き落とされた他殺なのか、その判断は警察に委ねられた。

警察はその後、夫婦ゲンカの経緯や江田さんと知子さんの仲をいろいろと調べた。結果、この一件は「自殺」と結論付けられた。

決め手となったのはなんだったのか、詳細は知りえない。しかし、後日担当の警察官は、気になることを口にした。

「ご夫婦は、夜の生活がうまくいっていなかったようです。最近は、奥さんが旦那さんを拒んでいたみたいで、夫婦の関係が冷め切っていたとか」

50歳を過ぎた男性が、妻に性交渉を拒まれて深く傷つく。そして、夫婦ゲンカをきっかけに衝動的に海に飛び込んだ。そんなことがあるのだろうか、と思ったが、夫婦のことは当人同士にしかわからない。もしかしたら、妻だけが彼の心のよりどころで、その人に拒否されては生きる意味を見出せない、と自暴自棄になってしまった可能性はある。

この数年前にも、自分の借金が原因で妻と口論になり、自殺をした30代の男性がいた。彼は起業するために妻に内緒で多額の金を借りていたが、事業は失敗に終わったようだ。首が回らなくなった男性がすべてを妻に話したところ、責め立てられた。

もちろん、悪いのは男性だ。ただ、借金のことを妻に言い出しにくかった気持ちも理解できる。何もギャンブルにつぎ込んだわけではない。起業して成功すれば、妻を幸せにしてやれるという思いもあっただろう。決心して告白したが、待っていたのは激しい妻の怒りだったのだ。

女性からは無駄なものにも見えるかもしれないが、たいていの男にはプライドがある。「自分は妻には必要とされている」という自尊心が傷ついた時、彼の中で何かが起きた。

「自業自得だ。おまえの目の前からいなくなってやるからな」

そう言い残して、彼は処方されていた抗うつ剤を多量に服用し、自殺してしまった。金策に追われるうちに、追い込まれた彼はうつ病を発症していたそうだ。

江田さんの例も、この男性の例も、冷静になって考えれば、何も死ぬことはなかった。しかし、当人からすると死を決心するほどの大問題だった。

公園のプレハブ小屋で凍死した夫

解剖をする時、夫婦ゲンカが原因で亡くなったとわかっているケースは少ない。こうした類いの遺体は、亡くなってすぐに解剖台に運ばれてくることが多く、警察の情報も少ない。ただ、ひとついえるのは、今のところ私の法医学教室では、夫婦ゲンカが原因で亡くなったと思われる遺体は夫ばかりで、妻はひとりもいないということだ。自殺ではないが、口論の末に妻に家から締め出され、公園の掃除用具を入れるプレハブ小屋の中で凍死した40代男性もいた。もちろん、2月の寒空の中、妻が夫を家から叩き出すには相応な理由があったはずだ。いずれにしても、解剖台の上だけでいえば、夫婦ゲンカにおける妻の勝率は100%である。

私自身もそうであるが、男というのは、実に繊細な生き物だ。一方で、プライドが高い。それを木っ端微塵《こっぱみじん》にやられると、勝手に傷つき、自分を見失ってしまう。女性からすれば、「なぜこんなことで……」と驚き、呆《あき》れる気持ちになっても無理はないと思う。

それでも、現実問題として、女性と衝突して死を選ぶ男たちがいる。身近な人の自殺という悲劇を起こさないよう、女性の皆さんには、ひとつお願いしておきたいことがある。あまり強く正論をぶつけてやっつけてしまうと、男はすぐに傷つき、死すら考えてしまう者もいる。皆さんの心的負担を減らすためにも、どうか、少しだけ逃げ道を残してあげてほしい。

case:
08

妻に先立たれた夫 寂しさを埋めるアルコールの罠

男性70歳　亡くなった場所：アパートの部屋

夫婦で暮らしていると、必ずどちらかが先に亡くなる。夫を亡くした妻と、妻を亡くした夫。その後の生活は人それぞれだろうが、妻を亡くした夫のほうが、メソメソと、独り身の寂しさに浸り続けることが多いように思う。

対して、夫を亡くした妻は、しばらくは落ち込んだとしても、男性よりも相対的に回復が早いと感じる。やはり、他者とのつながりが豊かだからではないだろうか。年を重ねても、子供、孫たち、友人、ご近所付き合いなど、女性のほうがいくつものコミュニティを持っていることが多い。

70歳の田村邦男さん（仮名）はアパートの自室で倒れて亡くなっているところを管理人に発見された。5年前に仕事を退職したが、そのわずか1年後、残念なことに妻をがんで亡くしたという。退職後すぐに妻の看病が始まったため、彼女が亡くなったあともそのまま新しい仕事を見つけることなく、年金暮らしをしていたようだ。

　通報を受けた警察が部屋に入ると、食べ物はほとんどなく、その代わりに日本酒の空き瓶やビールの空き缶がそこら中に転がっていたという。妻が亡くなってから、近所の人たちが田村さんを見かけることは週に1度あるかないかだった。訪ねてくる人もおらず、自室にひきこもるような生活を送っていたようだ。いつから酒浸りになっていたのかはわからない。ただ、田村さんが買い物をしていた近くのスーパーの店員によると、亡くなる半年ほど前からは、ほとんどアルコールしか買っていなかったという。

　死後1週間は経っており、現場の状況から殺人の可能性は低いと考えられたが、死因を確かめるため、解剖に回された。

　解剖台に横たわる田村さんは痩《や》せていて、年齢よりも老《ふ》けている印象だ。私が過去に解剖したアルコール依存症の人は、総じて痩せている。重度のアルコール依存に陥ると、本来なら食事から摂《と》るべき栄養素をアルコールだけで補うようになる。彼らは脂肪分をあまり摂らないのか、内臓脂肪がほとんどつかない。〝体の中身〟だけ見ると、実に健康的なのだ。血管も非常にきれいで、普通なら加齢と共に起こる動脈硬化がほとんど見られず、心筋梗塞などが起きるリスクも少ない。

　では、田村さんはなぜ亡くなったのか。

死因は「ケトーシス（ケトン症）」だった。ケトーシスとは、体内における糖質及び脂質の代謝障害によって、「ケトン体」という物質が異常に増量した状態を指す。ここに、アルコール依存症の人が陥る罠がある。

おそらく、田村さんは亡くなる直前、風邪でもひいていたのだろう。アルコールが唯一の栄養源だった人が、病気などによってお酒を飲めなくなると、肉体が一気に深刻な状態に陥ることがある。

通常、人が生きるためにはエネルギー源＝ブドウ糖が必要だ。特に脳にとっては、ブドウ糖は唯一のエネルギー源であり、体内に足りなくなった場合、脂肪などを分解することで補うようになっている。

この時に生成されるのが「ケトン体」だ。一時期流行した「炭水化物抜きダイエット（＝糖質制限ダイエット）」も、摂取エネルギーを極端に減らす（糖を減らす）ことにより、体内でケトン体が生成される状態を作り出す。つまり体内にある脂肪を燃焼させて（ケトン体を生成して）体重を減らす、というものだった。

ただ、アルコールでしか栄養を摂っておらず、燃焼できる脂肪がほとんどなかった場合、ケトン体値が異常に上昇することがある。ケトン体は酸性物質のため、あまりに増えると血液の酸性度も高くなってしまう。すると、肺や腎臓の働きに支障が出始め、呼吸不全や腎不全を引き起こす可能性が高まるのだ。

「酸塩基平衡《さんえんきへいこう》」といって、我々の体内では、血液中の酸性物質とアルカリ性物質のバランスが正常に保たれるように厳密な調整が常時行われている。酸塩基平衡が正常な範囲から少しずれただけでも、さまざまな臓器に影響を与える可能性があるのだ。

遺体を解剖したあとに、田村さんの血液検査を行ったところ、ケトン体値が極端に高いことがわかった。同時に、血中のアルコール濃度は低く、急性アルコール中毒ではなかったことも、改めて確認された。

case:
08 解説

妻を亡くして男はやっと
その存在の大きさを痛感して動揺する

死因：ケトーシス

中国・西晋時代の文人に、潘岳《はんがく》という人がいる。彼は、52歳の時に亡くなった妻の死を嘆き、『悼亡詩《とうぼうし》』を残した。

その一節を訳してみよう。

「月日は流れて、冬と春が過ぎ去り、寒さ暑さもたちまちのうちに変わってしまった。愛しい妻は、奥深い黄泉路《よみじ》に行き、幾重《いくえ》にも重なる土が2人を遠く隔ててしまった」

どんなに時間が経っても、亡き妻を忘れられない。なんと未練たらしい詩だろう。

一方、夫を亡くした妻のほうはどうか。宋時代の女流詩人、李清照《りせいしょう》は、夫が亡くなった時に「悲嘆の涙にくれた」と書きつつも、「遺族の死後の始末について指示もないままだった」と、ずいぶん現実的なことを記している。

もしかすると、いつの時代も女性たちは自分のほうが長生きすると考え、心の準備をしているのかもしれない。

では、男はどうか。私も含め、多くの人が妻に先立たれることを想定していない。妻が亡くなって初めてその存在の大きさとありがたみを痛感し、動揺する。衣食住に関する生活能力は、女性のほうが圧倒的に高い。妻を失い、食事をすべて出来合いのものや外食で済ませている高齢男性もいると聞く。

法医学教室で解剖したひとり暮らしの人のうち、男性はおよそ7割。ただ、80歳を超えて孤独死した男性を解剖することは少ない。男性の場合、大半は50〜60代で、生きていることに希望を見出せなくなるか、日常生活の不摂生から亡くなることが多いと実感している。

もしあなたが結婚していたら、部屋のソファに座ってテレビを見ている夫をこっそり見てほしい。腹はぽっこりと出て、頭の毛も少なくなり、結婚した当時の面影などもはや何もないかもしれない。

それでも、長年連れ添った夫である。どのような形であれ、まだ情があるならば、お願いしたいことがある。もしもの時のことを考え、夫が最低限の生活を送れるよう、今から教育してあげてほしいのだ。家事を頼めば文句ばかりでろくにできない男性も多いことだろうが、お米を炊き、みそ汁を作り、掃除をして布団を干すぐらいまでできれば、妻を亡くしてもなんとか生きていけるはずだ。

死体検案書の発行を求めてきた「内縁の妻」

解剖が終わったあと、私たち法医解剖医には最後の仕事が待っている。「死体検案書」の発行だ。死体検案書とは、病院で発行される「死亡診断書」と同じ様式でまとめられた書類。そこには、氏名、性別、生年月日のほかに、死亡日時、死亡場所、死因とその種類などが書き込まれることになる。遺族が故人の遺体を火葬したり、戸籍を抹消したりするためには、この書類が必要になる。生命保険がかけられていた場合、保険金の申請に死亡診断書（死体検案書）の提出が求められる。

解剖後、私たちがこの書類を手渡すのは、遺族である。たいていは妻や子供が受取人になるが、独身だったり離婚をしたりしている時には、その人の親や兄弟が対象になる。いずれにしても、戸籍上で近い関係の人に渡すわけだ。

遺族を探すのは警察の仕事だ。誰が書類を取りに来るかについては、あまり頓着《とんちゃく》しないし、警察に任せることにしている。基本的には、警察から連絡を受けた遺族が相手ならば、そのまま手渡せば済む。

もうずいぶん昔のことだが、50代の男性を解剖した。解剖が終わると、その妻が私たちの法医学教室まで死体検案書を取りに来た。ところが、しばらくしてその男性の「内縁の妻」だという女性から私のところに連絡があった。彼女もまた、死体検案書を発行してほしいという。

ほかの法医学教室がどうしているのかはわからない。しかし、私の大学では解剖直後に遺体を引き取りに来た親族以外に、死体検案書は発行しないことにしている。もし、その親族以外に書類が必要だという人がいれば、親族の代表者に委任状を書いてもらう必要がある。死体検案書は公文書であり、遺族に発行を限るべきだと考えているからだ。

内縁の妻という女性にも「故人の親族から委任状をもらってほしい」と伝えた。

その数日後。今度は、亡くなった男性の妻から連絡があった。

「あの人には検案書は渡さないでください」

「あの人」とは、内縁の妻のことだ。妻の委任状がなければ、遺族以外に死体検案書を発行することはできないルールだ。

「生命保険の請求手続きのために、どうしても必要なんです」

内縁の妻は連絡をしてきた際、私にそう言っていた。話から察するに、男性は亡くなる数年前から、婚姻関係にある本妻とではなく、内縁の妻と生活をしていたようだった。ただ、それが真実かどうかを確かめる術は私にはない。

「もしどうしても必要なら、裁判所からの指示があれば発行します」

私は、そう伝えるほかなかった。

人の数だけ、人生がある。故人がどのような人生を歩んできたかは、解剖してもわからない。もしかしたら、彼の最期を看取ったのは内縁の妻だったのかもしれない。それでも、私たちがルールにもとづいて行動しなければ、収拾がつかなくなってしまう。自分の判断だけで死体検案書を出せば、保険金にまつわる犯罪に知らぬうちに巻き込まれてしまう危険性もある。故人の死後についてのトラブルは、法律の専門家に任せるしかない。

今、男女の在り方はさまざまな形へと変化している。いざという時、遺《のこ》された大切な人が人間関係や法律の壁で苦しまないよう、自分の意思を遺言なりで形にしておく必要がある。それは遺される側も気をつけておかなければならないことだ。ぜひ、パートナー同士で話し合っておいてほしい。

第3章

家族の死

家族は、時代を映す鏡だ。私のように死から生を見ている立場の人間からすると、社会のねじれや矛盾は、最終的に家族という単位に収斂《しゅうれん》されていくように感じる。それは、解剖に回される遺体が「異状死」という、普通ではない最期を迎えたことと深く関わっているのだろう。

老いや貧困、孤独……。本来、福祉や行政が手を差し伸べるべき困難に直面している人を、家族が必死になって支える。あるいは、それも限界を迎えてしまう。経済的な格差が拡大している今、社会の「最後のセーフティネット」として、家族に強くしわ寄せが行っている気がするのだ。

そもそも家族とは何だろうか。私なりに定義してみると、①婚姻によって結ばれた夫婦関係、②産み・産まれることによって生じる親子関係（血縁関係）、③この①②から派生していく親族関係、といったところだろうか。

これら家族という集団の中で、「母」「妻」「娘」「嫁」といった女性たちの存在がどれほど重要か。いくら共働きが増えて「イクメン」なる言葉と共に男性の育児・家事参加が喧伝《けんでん》されようとも、実際に家庭のあれこれを担い、支えているのは女性である。

既婚女性を対象とした国立社会保障・人口問題研究所の「第6回全国家庭動向調査」（2018年実施）によれば、妻の平均家事時間は、平日4時間23分、休日4時間44分なのに対し、夫は平日37分、休日1時間6分。平均育児時間については、妻が平日8時間52分、休日11時間20分なのに対して、夫は平日1時間26分、休日5時間22分だったという。「家族」が機能し、存在するために、いかに女性が長い時間と労力を割いているかがよくわかる話だ。

すでに書いたように、私は近年、一般の方向けにも法医学に関する講演を行っている。そこに参加してくれる方々の多くは、女性たちだ。皆、自分自身が直面するであろう死と同じくらい、夫や両親、人によっては我が子の行く末に漠然とした不安を抱き、法医学に興味を持ってくれている。男性なら目を背けがちなテーマにも思えるが、女性たちにとって「死」というのは大きな関心ごとなのだと感じる。

なぜ、女性たちが死から目を逸《そ》らさず、見つめようとするのか。個人的な意見だが、それは生物的に「子供を産める」、つまり「生」が男性より身近だからではないだろうか。女性には妊娠するための体のサイクルとして、月経がある。毎月1度、受精卵の着床がなかった子宮内膜が血液と共に体外に排出される。

多くの女性が、10代前半で初潮を迎えて以降、ほぼ毎月、体のだるさや痛みと共に、大量の出血を味わっている。血が流れるということは、「生きている」という証だ。誤解されることが多いのだが、遺体を解剖しても出血しない。死ねば心臓は止まり、血液の流れも止まるからだ。女性たちは月経を通じて、思春期の頃から「生命」を体で感じながら生きているのだ。

解剖の現場においても、女性のほうが男性よりも生命に対して正面から向き合うことができるように感じる。例えば法医学教室で働くスタッフたち。配属されて間もない頃、まれに解剖中に倒れるスタッフがいるのだが、それは決まって男性だ。彼らはどうやら大量の血を前にして、血の気が引いてしまうらしい。実習で解剖を学ぶ医学部の学生たちでも同様だ。解剖中に倒れる女子学生を私は今まで見たことがない。

家族の死にも意識的にならざるをえない

「生」を体で感じて生きている女性は、その裏側に「死」があることを本能的に理解しているのではないか。

もちろん、家族の死に直面することほどの悲しみはない。特に女性はつながりが深いぶん、身内を失った際に心に負う痛みは大きい。

赤ん坊や子供を解剖する機会が時折あるが、我が子を失って憔悴《しょうすい》しきっている母親の姿には同情を禁じえない。普段は客観性をもって解剖をするため、極力感情を排除して遺体と向き合うが、小さな体にメスを入れることに躊躇がないといえば嘘になる。

それでも死因を特定することで、「私が悪かったのではないか」と自分を責める母親に、やむをえない死であったことを伝えることが、私にできる唯一の慰めだと言い聞かせて解剖をしている。

また、内閣府の「令和元年版高齢社会白書」によれば、2018年現在、3558万人いる65歳以上の高齢者は2042年にピークを迎え、3935万人にまで増加すると試算されている。それに伴い、要介護者を抱える家庭も増える。介護の現場においても、祖父母や親、伴侶が死に向かう最期の時に寄り添うのは、妻や娘、息子の配偶者であることが多い。厚生労働省の「平成28年国民生活基礎調査」によれば、同居する介護者の男女比は1対2、続柄は「配偶者」が約25％でトップだ。

妻が夫の介護を担い、そして最期まで看取《みと》る、という日本社会の現実がある。同時に、身内の介護に伴うストレスや苦悩が、女性を中心とした家族の大きな負担になり、さまざまなトラブルや事件を引き起こしている点も無視できない。

親や子供の健康を案じるのは、やはり男性より女性だ。きめ細かな気配りで家族を支えている女性は、本書の読者を含め大勢いることだろう。その意味で自分が死ぬことよりも、自分の家族が死ぬことに対して意識的にならざるをえないのかもしれない。

本章では、そんな女性と家族にまつわる死について触れてみたいと思う。

データで見る「家族の死」

［表3-1］主な介護者の要介護者との続柄及び同別居の構成割合

厚生労働省「国民生活基礎調査（平成28年）の結果からグラフでみる世帯の状況」より

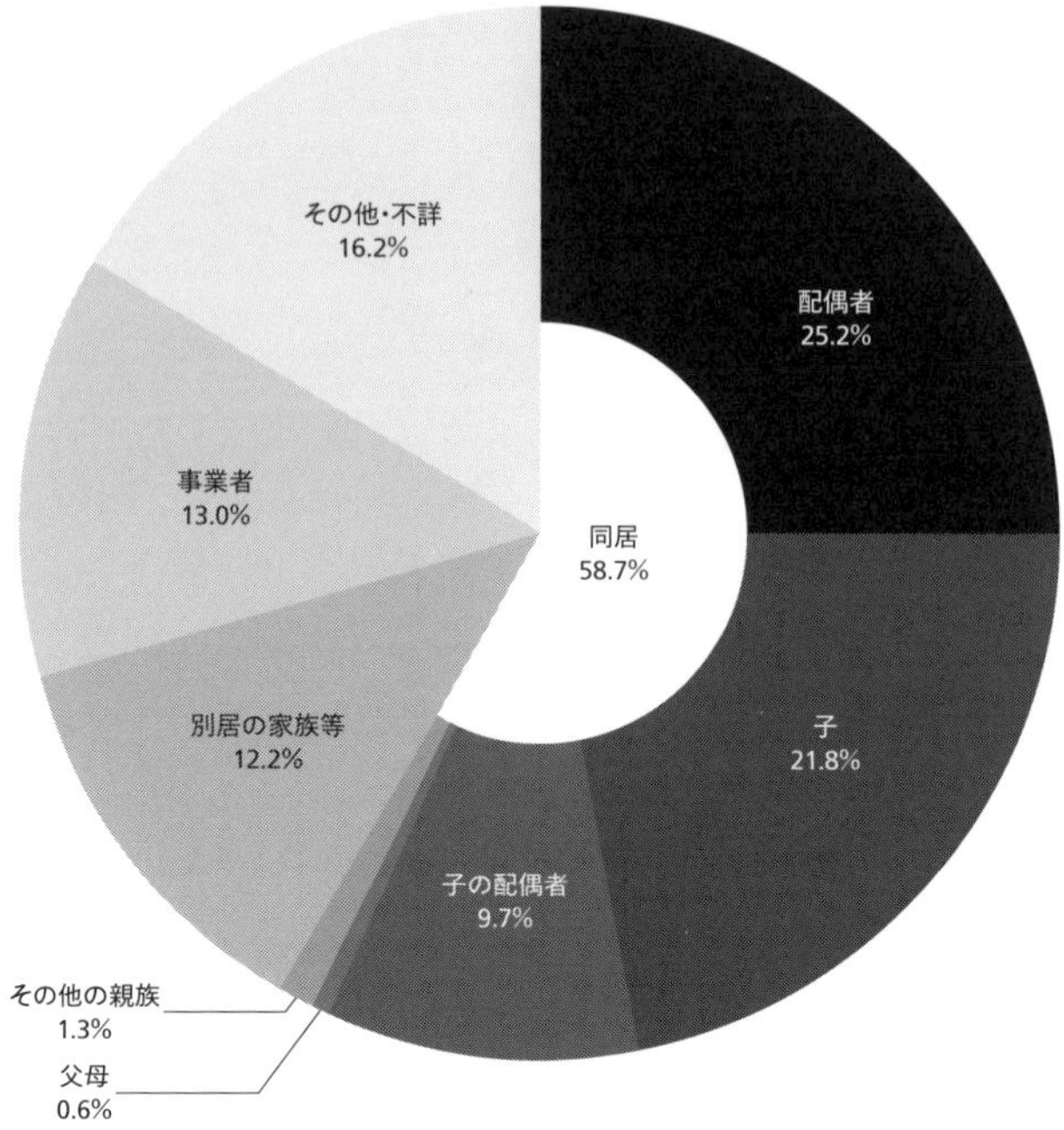

65歳以上の高齢者人口がこの先20年ほど増え続けると試算されているが、介護は今以上に社会問題化するはずだ。［表3・2］のように夫の半数以上が妻による介護を願っているように（夫に介護を求める妻はわずか2割程度）、多くの女性が「扇《おうぎ》の要《かなめ》」として夫や親といった「家族」を支えている。だが、家事や介護を女性の献身に頼る、という日本社会の在り方は限界を迎えているのではないだろうか。

［表3-2］介護が必要になった時に依頼したい人

内閣府「令和元年版高齢社会白書」より

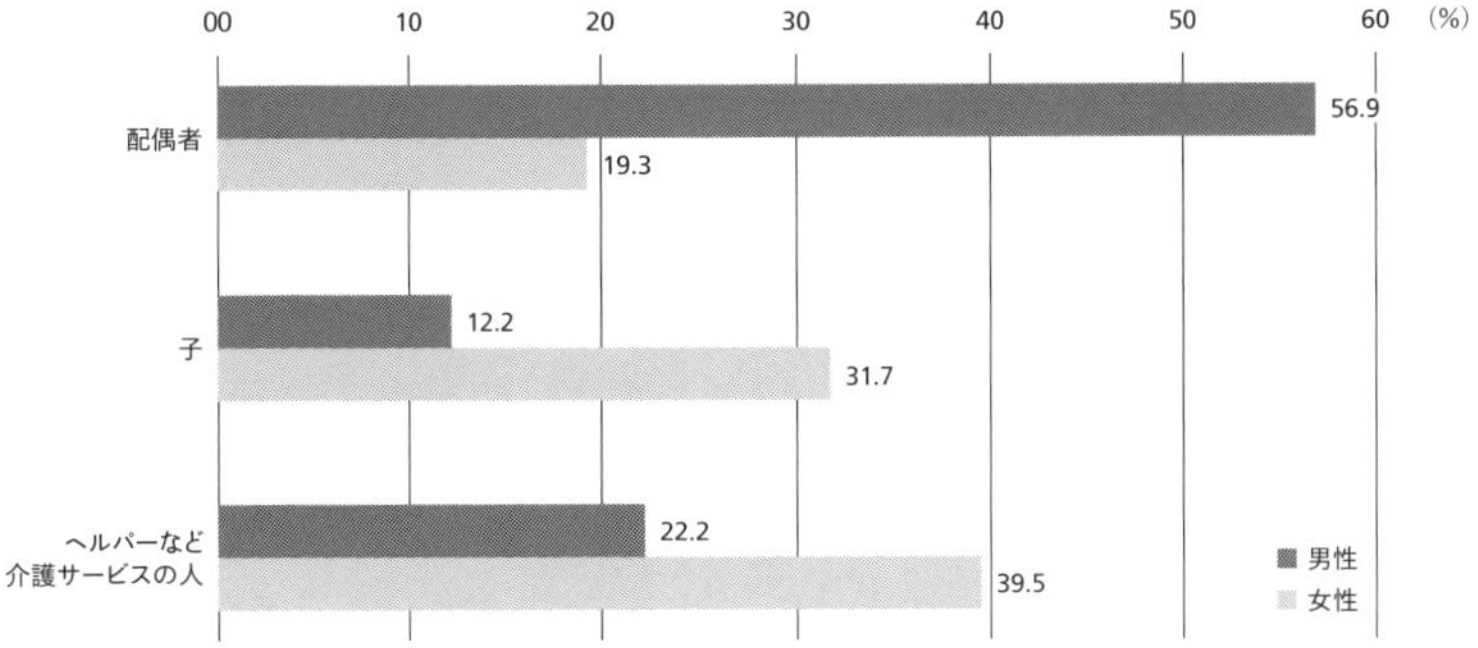

［表3-3］妻と夫の1日の平均家事時間

国立社会保障・人口問題研究所「第6回全国家庭動向調査」より

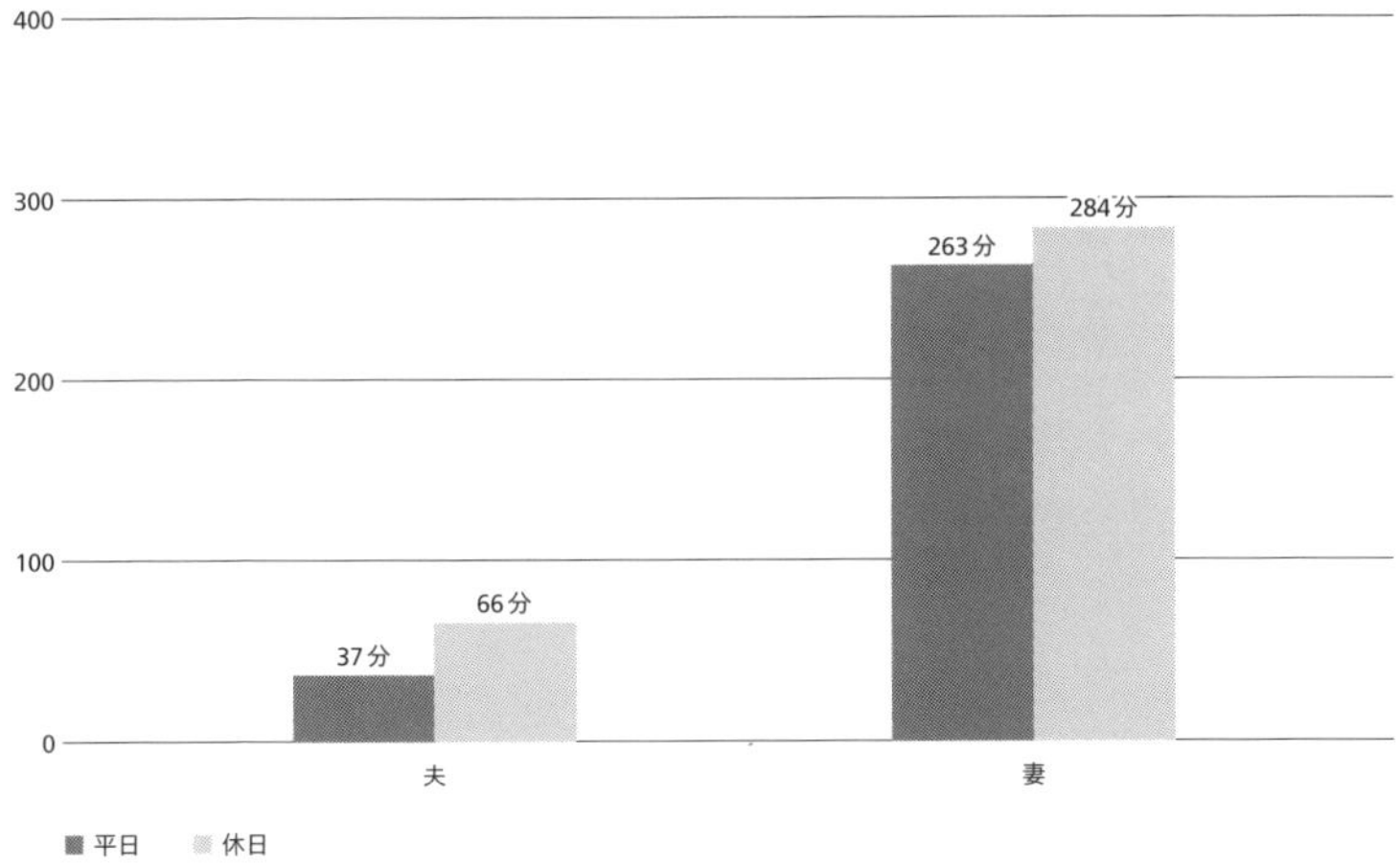

case:
09

死斑が語っていた家族の中の孤独

女性82歳　亡くなった場所：自宅の部屋

「様子がおかしいんです、息もしていなくて……」

救急車を呼んだのは、マンションで同居していた〝家族〟だった。救急隊員が駆けつけた時、森川富江さん（仮名・82歳）の体はすでに冷たくなっていたという。関節にも硬直が見られ、死亡が確認された。

その時の気温による影響も大きいが、通常死後2、3時間するとあごや首などに筋肉の硬直が見られるようになる。これを「死後硬直」といい、亡くなってから12時間もすれば、肩や肘、膝などの大きな関節や、手足にも強くその反応が出る。この時も、隊員が駆けつけた時にはすでに、死後半日近く経っているのではないかと思われた。

救急隊員は死亡を確認するとまず、警察に通報する。その後、最初に現場に向かう医師は「警察医」だ。私たち「法医解剖医」が現場に出向いて検死を行うことはない。警察医が現場で遺体を検死して、異常があるかどうかを調べるのである。死因が明らかで、特に不審な点がなければ、彼らがその場で死体検案書を書いて、遺族に直接渡すことになっている。

この時も、警察医から見て森川さんの体に犯罪性が疑われるような異常な点は見当たらなかった。警察も現場の様子から犯罪とは無関係だろうと判断したが、死因がはっきりしない。そこで、遺族に承諾をとって解剖することになった。

解剖室に入ってすぐ、私は距離をとって解剖台の上の遺体を眺めた。目立って変色しているような箇所はない。体の表面にはこれといった傷も確認できなかった。

家族によれば、森川さんは普段元気だったというし、年齢を考えれば、なんらかの病気で亡くなった可能性もあったが、すべての予断を排して解剖を始めた。

遺体を間近で見てみると、頸部《けいぶ》、首のあたりに赤褐色になっている箇所があった。私の頭の中に小さな疑問が生まれた。

「なぜ、ここが変色しているのだろう」

何者かによって、森川さんは首を絞められた可能性が出てきた。

前章でも触れたが、日本における殺害方法でもっとも多いのは、頸部の圧迫、つまり「絞殺」だ。頸部を数分間圧迫すれば、心臓から脳への血液の流れが止まってしまう。血が回らなくなれば酸素も行き届かなくなるため、窒息死することになる。

窒息死と診断するためにはその痕跡を見つけることが重要だ。ロープで首を絞められて亡くなった遺体には、ロープの縄目の形がくっきりと残る。森川さんの場合は、圧迫されたことが疑われる部分に、赤褐色の変色が現れていた。

そして、窒息死すると顔に「うっ血」が現れる。うっ血とは、圧迫された場所で静脈に流れていた血液が滞り、皮膚の表面にその血液の色が浮かび上がってくる状態を指す。頸部には、心臓から脳へ血液を送る動脈と、脳の血液を心臓へと戻す静脈とが並んで走っている。静脈の壁はペラペラで薄く、圧迫されるとすぐに血液の流れが止まってしまう一方、動脈の壁は厚く、少しの圧迫程度では血液の流れが止まるようなことはない。動脈を流れる血液により、窒息死した遺体は圧迫された箇所から頭側にかけて皮膚が赤くなる。そのため、首を絞めて殺されれば、通常、遺体の顔は赤く見える。

だが、森川さんの頸部には部分的な変色は認められたものの、顔にうっ血はなかった。首を絞めるために使った紐などの痕はもちろんない。首を絞められたかどうか、首に残された赤褐色の変色だけでは決め手に欠けた。

疑問を抱きながら頭部から足までの観察を終え、今度は森川さんの体を横向きにし、背中を確認した。遺体を起こした瞬間、「死因はやはり窒息死だ」と確信した。森川さんの背中には、何か傷があったわけではない。ただ、足の皮膚にだけ「死斑《しはん》」が見られたのだ。

これは、死後数時間して現れる紫赤色《しせきしょく》の斑点で、人が亡くなれば必ず現れる現象だ。問題は、その死斑が現れた場所だった。生きている間、人の体には血液が流れている。ところが心臓が止まると、その流れは止まってしまう。すると血液は、地球の重力がかかる方向へと移動していく。例えば、立ったまま亡くなったとしよう。生きている間、心臓のポンプ作用で全身を循環し続けている血液は、その作用が止まった瞬間、重力のかかる足のほうへと落ちていく。

森川さんの場合、家族の話では「寝ている間に亡くなっていた」はずだった。背中を下にして仰向けで亡くなっていたのだとすれば、胸や腹のあたりを流れていた血液が背中のほうに移動しているはずだ。心臓が止まってから2時間もすれば、背中の表面にその色が現れる。ところがなぜか、森川さんには背中ではなく、足にだけ死斑が見られた。

これはつまり、森川さんの心臓が止まった時、彼女の体に作用した重力の方向は、頭から足のほうに向いていたことになる。本当は、立っているような状態で死んだはずなのだ。

ここまでくれば、死因は想像がついた。おそらく森川さんは首を吊って亡くなり、その後、寝かされたのだろう。首元の赤い変色も、これで納得がいった。

case: 09 解説

子供に迷惑をかけたくない……そう願う親世代も孤独を抱えている

死因：縊死

その後の警察の調べで、森川さんは浴衣《ゆかた》の帯で首を吊って自殺したのだということがわかった。家族は、その悲しい姿を発見した。だが、なぜか一度ベッドに寝かせてから救急車を呼んだらしい。周囲に「おばあちゃんが自殺した」ことを知られたくなかったのかもしれない。

実は、森川さんが同居していた家族は甥《おい》っ子夫婦だった。森川さんにはひとり娘がいた。生涯独身だった60代の娘が森川さんとずっと同居し、介護が必要になってからも食事から入浴まで生活全般の面倒をかいがいしく見ていたという。ところが、彼女が胃の不調を覚えて病院で検査を受けたところ、がんが発覚。かなり進行しており、半年の闘病生活後、亡くなってしまった。ひとりでは生活が難しい森川さんの今後をどうするか。森川さんには妹がいたが、彼女もまた持病があり、介護が必要な状態だった。親族が話し合い、結局、妹の子供の家で同居することになったそうだ。

亡くなった森川さんのことを、かかりつけの病院の医師がよく覚えていた。お風呂に入っていないのか、体はあまり清潔でなかったらしい。医師には「家ではいつもひとりでご飯を食べている」と漏らしていたそうだ。

警察庁の「平成30年中における自殺の状況」によれば、2018年の自殺者数はおよそ2万人。そのうち、約40％が60歳以上の高齢者だ。また、厚生労働省の調査「高齢者の自殺の特徴」によれば、自殺者の多くが家族と同居しており、単身生活者は全体の5％以下にとどまっている。

「平成30年中における自殺の状況」を見ると、全体としては男性のほうが女性よりも自殺率が2・3倍と高いものの、諸外国に比べると日本は女性の比率が高いことが近年注目されている。

また、同調査を見ると高齢者の自殺の原因・動機は「健康問題」が約65％を占める。家族への精神的負担が大きくなり、自ら死を選ぶケースも少なくないそうだ。

「長く生きすぎた、迷惑をかけたくない」

そう自らを責め、自殺する高齢者は今後さらに増える可能性がある。

森川さんも面倒を見てくれているのが甥っ子夫婦だったことで、内心気を使っていたのかもしれない。親や祖父母との同居が当たり前だった時代に比べ、今は我が子であっても遠慮する親たちも多い時代だ。内閣府の「令和元年版高齢社会白書」によれば、65歳以上の者がいる世帯のうち、単独世帯と夫婦のみの世帯が60%近いことが、それを裏付けている。

この一件があってすぐ、私は興味深いレポートを読んだ。東京医科歯科大学が2017年に発表した「同居なのに孤食の男性　死亡リスク1・5倍」という発表資料では、高齢者の孤《こ》食《しょく》（ひとりで食事をすること）は低体重やうつ症状につながる可能性が高い、ということが指摘されていた。

この研究では、65歳以上の高齢男女約7万人を3年間にわたり追跡調査し、孤食と死亡についての関係を調べている。「同居で共食（誰かと一緒に食事をすること）している人」の死亡リスクを1とすると、男性については、「ひとり暮らしで孤食している人」の死亡リスクは1・18倍になるという。そして、「同居だが孤食をしている人」は、その死亡リスクが1・47倍にもなるというのだ。女性の場合、少し数字が下がるものの「ひとり暮らしで孤食」は1・08倍、「同居で孤食」は1・16倍だったという。つまり、「ひとり暮らしで孤食をしている人」よりも「同居だが孤食をしている人」のほうが、死亡リスクが高いことになる。

興味深いことに、「ひとり暮らしで共食をしている人」は男性で0・84倍、女性で0・98倍と、「同居で共食している人」よりもリスクが少なかったという。ひとりで暮らし、家族や友人などと食事をするという他者との距離感が、無駄なストレスを避ける上でちょうどよいのかもしれない。

[高齢者の孤食と死亡との関連]

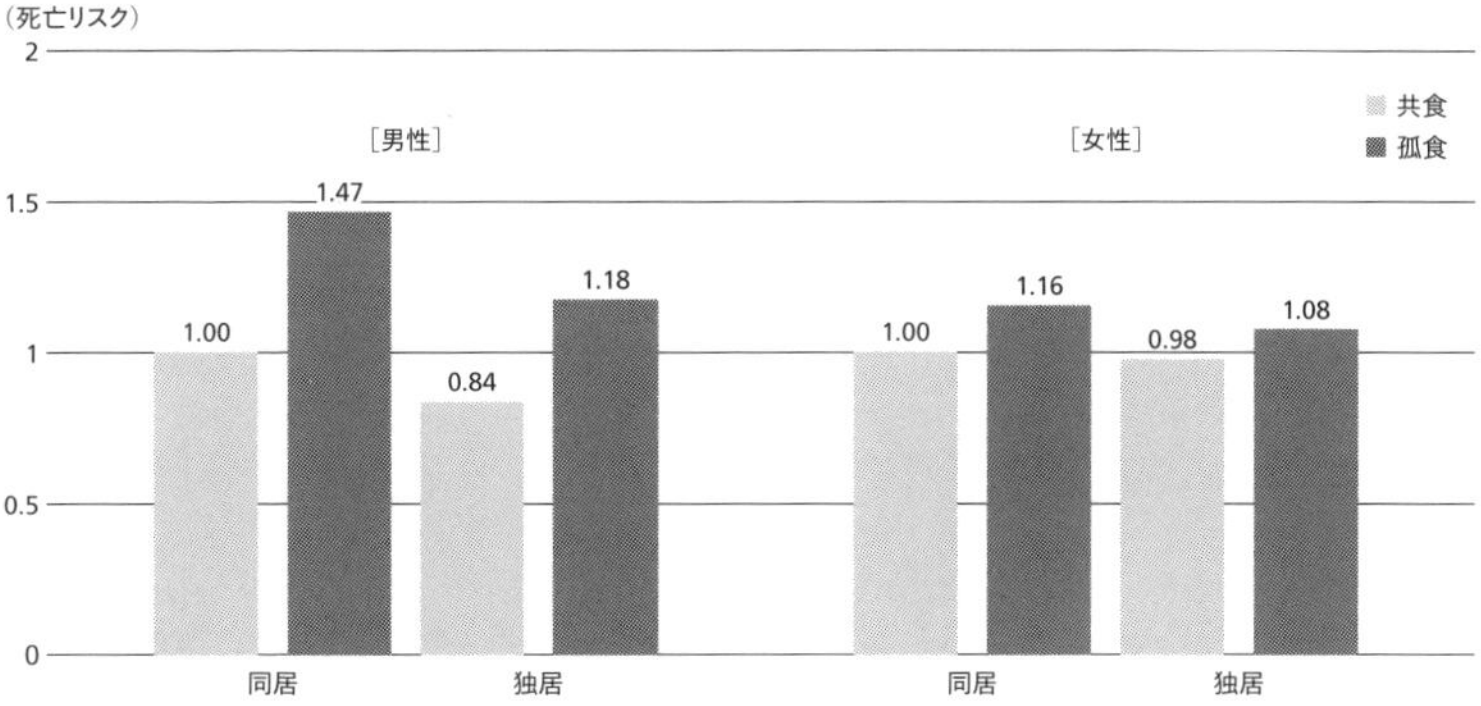

東京医科歯科大学大学院歯学総合研究科・谷友香子氏らの研究より

ひとり暮らしよりも、共に暮らす家族の中で孤立するほうが、余計に孤独を感じ、精神的に追い詰められるものだ。

森川さんもまた、孤食状態だった。それは同居する甥っ子夫婦と森川さん、どちらの意思だったのかはわからない。甥っ子夫婦も、年老いて思うように動けなくなった伯母とどのように接していいのか、困惑があったのかもしれない。身内の老後の面倒を見ることが言葉でいうほど簡単なことでないことも、私たちは知っておかなければならない。

現代社会で、高齢者とその家族が同居して生きることの難しさを痛感した一件だった。

case:
10

分娩中に突然死した女性と遺された家族の悲しみ

女性32歳　亡くなった場所：病院

解剖台に運ばれてきたその女性のお腹は、大きく膨らんでいた。

32歳の佐々木優衣《ゆい》さん（仮名）は、病院で分娩中、今まさにお腹の赤ちゃんが産まれようとしているその時に、急死した。

彼女の膨らんだお腹の中には、産まれることができなかった赤ちゃんがいる。私はその膨らみを見て、ひとつ長い息を吐いた。

法医学教室で解剖を始めてからもうずいぶん経っている。これまでにおよそ3000体を解剖してきたが、妊婦を解剖することは滅多にない。ましてや、彼女のお腹の中には赤ちゃんがいる。遺族からしてみれば、これほどつらく、悲しいことはないだろう。

なぜ佐々木さんは亡くなったのか――その原因を明らかにすることが、私が彼らにできる唯一の慰めだ。同時に、病院の対応が適当だったかも調べなければならない。

この時も、いつものように体にメスを入れ、臓器を一つひとつ取り出して観察した。心臓や脳には、これといって異常は見つからない。ところが、解剖を進めていくと、腹腔に血液が溜まっていた。量にして500ミリリットル。携帯用ペットボトル1本分と考えれば、かなりの量であることは明らかだ。

だが、どこを調べても臓器の破裂や血管の破損は見当たらない。出血箇所が、まったくわからないのだ。

ならば、子宮はどうだろうか。もしも医療ミスだとすれば、子宮の破裂、もしくは頸管裂《けいかんれっ》傷《しょう》による出血多量が原因として考えられた。

そもそも子宮の壁は、平滑筋《へいかつきん》という筋肉のかたまりからできている。出産する時には裂け目が入ったり、破裂したりすることがある。しかしそういった破損も見当たらなかった。胎児を包んでいるはずの羊膜はすでに破られていた。破水した証拠だったが、ここでも、腹腔に溜まった血液の出血原因を突き止めることはできなかった。

佐々木さんとお腹の赤ちゃんは、分娩が始まるまで共に元気だったという。お腹の中で亡くなっていた胎児にも異常は見られず、その子が原因で佐々木さんが亡くなったわけではないことはわかった。佐々木さんの体に何かが起きて急に亡くなったため、お腹にいた胎児も同時に命を失ったことになる。

結局、解剖で死因を診断することができなかった。ただ、ひとつ調べなければならないことがあった。

解剖後、心臓や肺、肝臓といった臓器のごく一部分を採取し、顕微鏡で検査することになっている。顕微鏡で検査するためには、採取した小さな臓器のかたまりを、ホルマリンという液体に浸ける。これをロウで固めてから薄く切り出し、染色をして顕微鏡で観察する。

数日後、臓器を薄く切り出したものができあがった。もしも私の予想が正しければ、肺を見ればその答えがある可能性が高かった。

〝サイン〟を見逃さないよう、丁寧に観察していく。すると、普通の人には見られない、細長い棒状にまとまった細胞のかたまりが佐々木さんの肺に見つかったのだ。

「羊水塞栓症《ようすいそくせん》」。それが、彼女の死因だった。

case:10 解説

女性はまさに命懸けで子供を産んでいる

死因：羊水塞栓症

あまり知られていないが、「羊水塞栓症」は妊婦に起きる病気だ。日本産婦人科・新生児血液学会によると、我が国で1989年から2004年までの間に亡くなった妊産婦のうち、解剖されたのは193例。そのうち、もっとも多かった死因が、羊水塞栓症（24・3％）だったという。近年では、妊産婦の死亡数自体は減少しているものの、この疾患による死者は必ず一定数存在する。

何かのきっかけで子宮内にある羊水が母体の血管内に流入してしまい、羊水に含まれる成分が肺などの臓器に詰まって、重い症状をきたす。「塞栓」とは、血管中の血液の流れを妨げる〝異物〟のことで、赤ちゃんの産毛《うぶげ》や髪の毛、皮膚細胞、便といった、羊水中に含まれる「胎児成分」が母親の血管を詰まらせてしまうのだ。

佐々木さんの肺で見つかった細長い棒状になった細胞のかたまりも、胎児成分だった。これが、死因を特定する決め手となった。

羊水塞栓症は、まれに分娩中や出産直後に起こることがあり、最悪の場合、呼吸停止や心停止といった症状を引き起こす。女性が分娩前後に原因不明で亡くなった場合、最初に疑う病気だ。私が過去の解剖で遭遇したのは、佐々木さん以前に1度だけあった。解剖の現場に立つようになって間もない頃、上司である教授が主執刀医を務めた現場に、解剖補助として立ち会った。

「もしもし、○○警察署の××です。また解剖をお願いしたいのですが」

今は解剖の依頼をメールで連絡してもらうが、当時はまだ電話だった。警察からの電話が鳴ると、その時点で彼らが得ている情報を可能な限り聞く。

どんな状態で見つかったのか。犯罪が関係しているのか。凶器はあるのか。病院の通院歴などはわかっているのか。その時も、「出産直後」「急死」という言葉から、可能性のある死因を事前に調べて解剖に臨んだ。

運ばれてきたのは、当時の私の年齢より8歳くらい若い、28歳の女性だった。産婦人科で出産後、そのまま亡くなったという。初産《ういざん》で不安はあったものの、母子共に体調に問題なく、分娩台に上がった。だが、彼女がかわいい我が子をその手で抱くことはなかった。

分娩を担当した産科医は「病死」と診断して死亡診断書を発行したが、遺族がどうしても納得ができず、承諾解剖となった。彼女もまた、肺で胎児成分が見つかった。

胎児の死体検案書を発行しない理由

もしも分娩中、胎児がお腹の中にいる間に母親が亡くなれば、同時に胎児の命も失われることが大半だ。我々は解剖後に死体検案書を発行しなければならないが、胎児については発行しない。

死体検案書は「この世に生を受けた人の死」に対して、発行する決まりだ。「死体」の「体」は生きていた体を指し、母親のお腹の中にいる段階で亡くなれば、「死胎《したい》」となる。死んで産まれてきた場合、「死産証書(死胎検案書)」を発行することになる。

赤ちゃんはお腹の中で母親と共に死亡したとしたら、その赤ちゃんの死亡検案書は発行しない。

夫や身内の人たちに、妻だけでなく、生まれてこられなかった子供の死亡検案書を渡すことに忍びない気持ちがある。たった一枚の紙が、母子が同時に亡くなった悲しみをさらに増してしまうような気がするのだ。

case:
11

生後7か月の我が子を突然失った母の慟哭

男の子7か月　亡くなった場所：自宅のベビーベッドの上

あの子は、まだ産まれてから7か月しか経たない男の子だった。体重は8キロほどあって、ぷくぷくとした体からも順調に育っていた様子がうかがえた。のちに家族から聞いた話によると、ようやくずりばいを始め、表情も豊かになってきた頃だったという。名前は、吉澤陸《りく》くん（仮名）。

その晩、母親の夕実《ゆみ》さん（仮名・32歳）はミルクを飲ませたあと、いつものように陸くんをベビーベッドに寝かせた。ところが2時間後に気がついた時には、すでに息をしておらず、夕実さんはパニック状態のまま救急車を呼んだという。

ついさっきまで元気いっぱいで、熱があったり、具合が悪そうなそぶりを見せたりすることはなかった。いつもと違った点を強いていうならば、寝る前にいつもよりたくさんミルクを飲んだくらいだった。

「もしかしたら、寝ている間に飲んだミルクを吐いて、誤嚥《ごえん》したのかもしれません」

突然のことに呆然としながら、夕実さんは警察にそう伝えた。

誤嚥とは、異物が誤って気道（口から肺までをつなぐ空気の通り道）に入ってしまった状況を指す。特に6歳未満の子供は、喉頭《こうとう》（のどぼとけにあたる部分）の防御反射が弱く、誤嚥をしやすいといわれている。気道のうち、鼻から鼻腔《びくう》、鼻咽腔《びいんくう》、咽頭《いんとう》、喉頭といった上気道《じょうきどう》が異物で閉塞すると、一気に窒息してしまう。毎年50名近くの子供たちが、この上気道閉塞のために窒息死しているという。

私たちは、陸くんの気道の中を丁寧に調べた。ところが、ミルクはもちろん、窒息を起こすような異物は見当たらなかった。誤嚥による窒息死ではないことがわかった。

すでに書いた通り、解剖の際には臓器の一部を取っておいて、あとから顕微鏡で検査する。肉眼で見た時にはわからなくても、顕微鏡で詳しく調べた時に死因がわかることも珍しくない。解剖の時には見えなかった原因が潜んでいないか、ここでもじっくりと観察した。

しかし、陸くんの臓器には何も異常は見つからなかった。

結論からいえば、私は最後まで死因を突き止めることはできなかったのだ。

陸くんの死体検案書の死因の欄には、「不詳」と書かざるをえなかった。

case: 11 解説

死因がわからないと遺族には永遠に癒えない傷が残る

死因：不詳

「拝啓
暦《こよみ》の上ではもう春ですが、寒さの厳しい日が続いております。皆さま、お変わりありませんでしょうか？
先日、新聞である記事を見つけました。陸と同じ年の頃の赤ちゃんが、ウイルスが心臓に感染して急死したという内容でした。その赤ちゃんも、前日まではいつもと変わりなく、元気な様子だったそうです。もしかしたら、陸も同じウイルスに感染していた可能性はないだろうかと考え始めたら、夜も眠れなくなってしまい、堪《たま》らず筆を取りました。
西尾先生がお忙しい折に、このような手紙を差し上げることをお許しください。
敬具
吉澤夕実」

[乳幼児突然死症候群について]

「乳幼児突然死症候群」は「SIDS(Sudden Infant Death Syndrome)」とも訳されるように、乳幼児に起きる原因不明の突然死を指す。厚生労働省のホームページでは、睡眠中の乳幼児の死亡を防ぐために、以下のような注意を記している。

- **1歳になるまであおむけで寝かせる**……研究者の調査によりあおむけよりうつぶせ時のほうが、SIDSの発生率が高いとわかっている
- **できるだけ母乳で育てる**……母乳で育てられているほうが、SIDSの発生率が低いと調査によりわかっている
- **たばこをやめる**……たばこはSIDSが起きる大きな危険因子。当たり前のことだが、乳幼児のそばでたばこを吸わない

陸くんの解剖を終えてから1年半ほど経った頃、母親の夕実さんから手紙が届いた。

あえて冷めた言い方をすれば、我々が死因を突き止めるのは死体検案書を発行するためだ。死体検案書は戸籍の抹消や火葬許可証の発行などのために必要な書類だ。受け取る役所側からしてみれば、検案書の死因欄が「不詳」のままでも支障はない。

だが、我が子を失った母親にとって、それは永遠に癒えない傷として残る。

我が子は何かの病気で亡くなった。そうわかれば、時間の経過と共に受け入れる努力もできる。しかし、理由がわからなければ、「もしかしたら、私が何か悪かったのではないか?」と、自分を責め続けてしまうのだ。

夕実さんもまた、我が子の死に自責の念を持っているようだった。

陸くんの場合、ウイルスが心臓に感染して亡くなったわけではない。そのことは、顕微鏡で内臓を調べた時に明らかだった。私は「陸くんはウイルス感染で亡くなったわけではありません」と夕実さんに返事を書いた。その後も手紙や年賀状などで「これが死因ではなかったか」と何度か連絡をもらったが、結局、彼女の気持ちを納得させてあげられるような答えは出せなかった。

遺族に「なぜ死因が不詳なのか」を説明する

現在、我が国の年間出生数は、94万6065人（厚生労働省「平成29年（2017）人口動態統計（確定数）の概況」より）。対して乳児（生後1年未満）死亡数は1761人、うち新生児（生後4週未満）死亡数は832人だった。

日本の乳幼児死亡数は、世界的に見るとかなり少ないが、それでも我が子の死という悲しみに直面する親は一定数存在する。同統計によると、0歳児の死因は数の多い順に「先天奇形、変形及び染色体異常」「周産期に特異的な呼吸障害等」「不慮の事故」「乳幼児突然死症候群」「胎児及び新生児の出血性障害等」となっている。

我々、法医解剖医にとって難しいのは、「乳幼児突然死症候群」の診断だ。今では子育てする親にもその名前が知られるようになったが、睡眠中の乳幼児がなんの予兆や既往歴もないまま死に至ってしまう、原因不明の病気だ。

乳幼児突然死症候群は「原因不明」、つまりはっきりとした死因がわからないためにつけられた病名だ。病名における「症候群」という言葉は、明確な死の理由が特定できない〝病気〟に使われる。「心不全」という言葉が「心臓の働きに何かしらの異状が発生した」という状態を指すのと同じことだ。

私は遺体の死因がはっきりとわからなかった場合、正直に「死因不詳」と書いている。その代わり、遺族に対して「なぜ不詳なのか」を説明することがある。これは「死因はわからない。ただ、これとこれは死因ではなかった」という事実を伝える意味がある。「私のせいでは」と自分を責める遺族に、解剖して判明した事実によって「あなたのせいではありません」と伝えることはできる。それが、多少の慰めになるのではないかと考えている。

case:12

突然死した娘が教えてくれた家族の〝危険な遺伝子〟

女性14歳　亡くなった場所：自宅の浴槽の中

最初に少女が運ばれたのは病院だったという。

風呂に入ったまま一向に出てこないことを心配した母親が、湯船の中で意識を失っている娘を発見した。

母親は慌てて救急車を呼んだが、病院に着く頃には少女はすでに亡くなっていたという。死因がはっきりしなかったため、解剖に回ることになった。

彼女の名前は中川真希さん（仮名・14歳）。中学2年生になったばかりの女の子だった。母親の佳子《けいこ》さん（仮名・44歳）によれば、真希さんにはこれといった持病はなく、健康そのものだったという。

入浴中に亡くなった人の解剖は、よくあることだ。ただ、たいていは大人で、酒を飲んで入浴したり、寒いところから急に熱い湯に浸かったことで血圧に乱高下が起き、意識がなくなったりして、湯の中で溺死してしまうケースが多い。

解剖してみると、真希さんは湯を飲んでいないことがわかった。風呂の湯を飲んで溺死したならば、湯が入り込むことで空気が肺に溜まり、膨らむはずだ。しかし、彼女の肺にそうした所見は見られなかった。脳や心臓にも異常は見つからない。彼女の臓器にはなんの問題もなかった。

結局、解剖が終わった時点では、死因はわからなかった。死体検案書の死因の欄には「不詳」と書かざるをえない。真希さんが風呂に入っている時に何かが起こったことは間違いないが、その〝何か〟が解剖では見つからなかった。

彼女のように若い人が急死し、解剖しても異常が見つからない場合、突然の重い不整脈が発生した可能性を疑う。近年、遺伝的にそうしたリスクを持っている人がいることがわかってきたため、法医学の現場でも遺伝子の異常を調べるようになった。

だが、遺伝子は個人情報だ。勝手に調べるわけにはいかない。

私たちの法医学教室では、遺伝子に関わる死についての研究も行っていた。そのため、検査だけでなく、真希さんの例を研究対象とさせていただくために所定の書類を持って、私は母親の佳子さんに直接会いに行った。

「真希さんがお亡くなりになったこと、お悔やみ申し上げます。解剖では死因がわからなかったのですが、それを突き止めるため、遺伝子の検査をできないかと思っています。これは突然死を招くようなリスクがあるのかを調べる検査で、お母さまほか、ご家族の皆さんにも関わる話です」

「そうなんですか」

佳子さんは少し驚いた顔を見せた。

「ええ、検査をして異常が見つかった際には、ご家族の方にも一定の確率で同じ異常が見つかる可能性があります。もし異常が見つかれば、病院で詳しく調べて診てもらうことも可能です。ご承諾いただける場合、その結果をお伝えしたほうがよろしいですか。もし結果を知りたくないということであれば、お知らせしないこともできます」

もちろん、遺伝子検査をしたからといって、真希さんが生き返るわけではない。だが、もし彼女の遺伝子に異常があれば、家族もまた同じリスクを背負っている可能性がある。危険性がわかれば、日々の生活での注意や治療によって予防もできる。

説明をひと通り終えると、佳子さんが口を開いた。

「実は、夫が1年前に自宅で突然死したんです。特に持病があったわけではなく、寝ている最中に息を引き取ってしまいました。42歳でした」

つまり、この1年のうちに、家族が2人続けて突然亡くなったことになる。父親が亡くなった際に解剖はしていないという。心臓の発作で亡くなったと結論付けられ、そのまま葬儀を行ったそうだ。今、佳子さんの家族は高校生の息子さんひとりだけである。その息子もまた、以前、不整脈を指摘されたことがあるという。

「旦那さんと娘さんが立て続けに亡くなられて、原因もはっきりしていない。その上、息子さんには不整脈がある。息子さんも急死するようなことがあってはなりません。そのために、真希さんの死因について、遺伝子検査をしたほうがいいと思います」

佳子さんは、娘の遺伝子検査を承諾した。

調べてみると、やはり遺伝子に異常が見つかった。真希さんの場合、心臓の筋肉を動かす時に必要な遺伝子に異常があった。それが突然死に関係した可能性は極めて高い。父親もまた同じ理由だったのではないかと推測された。

そのことを佳子さんに伝えると、自身と息子の遺伝子検査を希望したため、設備の整った病院を紹介した。

case:12 解説

亡くなった人の遺伝子検査により家族の命を救えることもある

死因：心臓性突然死

最近、解剖の現場で遺伝子検査を行うことが増えた。法医解剖は、亡くなった人の死因を特定するためだけに存在するのではない。第1章CASE2の「多発性嚢胞腎」の項目でも少し書いたが、遺伝子検査のように、解剖によって生きている人に役立つ情報を手に入れることもできる。

以前、やはり遺伝性の異常によって不整脈を起こし、急死した若い女性がいた。彼女は20代で、健康のため、毎朝ランニングしていたそうだ。その日もいつものように自宅近くの公園内を走っていたところ、途中で犬に追いかけられた。慌てて逃げた彼女は、近くにあった金属製のフェンスに登りかけたところで、急に倒れてそのまま亡くなってしまった。

解剖室には、彼女のように運動中に亡くなった人が運ばれてくることがある。学校のプールで泳いでいた小学生や、体育館で運動中に倒れた中学生など、そのほとんどが若い人たちだ。

こうしたケースでは、解剖しても異常は見つからないことも多い。運動をしていて急死した場合、まずは心臓や脳の異常が疑われるが、たいていの臓器は健康そのものなのである。

ランニングの最中に倒れた女性の場合、脳には異常がなかったため、心臓がなんらかの原因によって急に止まってしまったと考えられた。「心臓性突然死」。解剖が終わった段階では、私は死体検案書にそう記した。

その後、彼女の遺伝子を調べたところ、やはり不整脈を起こす遺伝子が見つかった。ランニングをしているくらいならば問題はなかったが、犬に追いかけられたことで急に心拍数が上がり、心臓に余計なストレスがかかってしまったのだろう。私はこの時も遺族に遺伝子検査をするよう勧めた。

法医学が「生」に対してできる貢献

現在、遺伝性の突然死については、研究が進んでいる。例えば、国立循環器病研究センターは2019年2月、心臓性突然死の原因のひとつとされる「先天性QT延長症候群」について、原因遺伝子の種類だけでなく、患者個々人の年齢や性別、遺伝子の変異部分が深く関係しているという研究結果を発表した。

先天性QT延長症候群は、若年者から青壮年者が運動や強いストレスが原因で突然死する遺伝性疾患だ。これまでも、薬物治療などによって突然死を回避することは可能だったが、この研究結果によって、今後は遺伝子検査で個別に最適な治療方法を導き出せるようになるだろうと期待されている。

この例に限らず、遺伝性の突然死を防ぐ治療法はさまざまなアプローチで進められている。亡くなった人を生き返らせることはできないが、遺伝子の異常がわかれば救える命があるかもしれない。死と向き合う私たち法医解剖医が、「生」に対してできる貢献だと思っている。

case: 13

「手が滑って床に落としてしまった」赤ちゃんの命を奪った父親の嘘

女の子5か月　亡くなった場所：自宅の居間

「コツン、コツン」

トンカチを振るたびに、甲高い音が解剖室に響く。私は、金属製のノミの取っ手側先端をトンカチで叩いていた。

整形外科では、手術で骨を取り除く際、「トンカチ」を使う。医療の現場では、手術で使うトンカチのことを「骨叩《こつたた》き」と呼んでいる。

私が骨叩きで叩いているのは、生後わずか5か月の女の子、渡辺未来《みらい》ちゃん（仮名）の頭蓋骨だ。小さな頭蓋骨の底にある骨を壊すためだった。

両親が未来ちゃんを病院に連れていった時、すでに意識はなかった。

「自宅の居間で未来を抱っこしていた時に、手が滑って床に落としてしまった」

父親は真っ青な顔で医師にそう言った。その横で、母親は娘の名前を何度も呼びながら、泣き崩れていたという。

病院で頭の中をCT検査したところ、出血していることがわかった。この赤ちゃんは頭蓋内の出血で亡くなったと医師は診断した。

解剖室に運ばれたその子の頭皮に、はっきりとした傷は確認できない。身長や体重は同じ月齢の赤ん坊と同じくらいだった。発育の点で異常はなく、心臓や肺といった内臓の臓器にも不審な点は見つからなかった。

胸の中の臓器をすべて体の外に取り出すと、胸腔と呼ばれる空っぽの空間が残される。

本来、胸腔の表面はとてもすべすべとしていて、平坦なはずだ。だが、この赤ちゃんのそれには背中側からデコボコと盛り上がった箇所がいくつもあった。盛り上がりを指で触ってみると、硬い感触がして、すぐにそれが骨だとわかった。

「うん？　おかしいな……」

背中から胸にかけてぐるりと体を包むようにある肋骨。この骨が折れたとしても、しばらく時間が経てば自然に治る。ただ、くっついたところがコブのように膨らむ。赤ちゃんの胸腔にできていたデコボコは、肋骨が骨折して治った痕に違いなかった。デコボコとしたところは胸腔の中で左右対称にできている。左右それぞれ4、5本ずつ肋骨が折れ、赤く出血しているところもあった。

頭蓋骨を電気のこぎりで開ける。白い膜が脳の表面を覆っている。この膜は硬膜と呼ばれ、それを取り除いて初めて脳の表面が見えるようになる。

赤ちゃんの硬膜をメスで切り取って、脳の表面を見ると、赤黒い血腫がピッタリとくっついていた。頭蓋骨の中に出血すれば必ず死亡するわけではない。けれども、この赤ちゃんの頭の中で起きていた出血の量は多すぎた。死因は「硬膜下血腫」で間違いなかった。

だが、父親が言った「手が滑って床に落としてしまった」という説明は、明らかな嘘だ。そう確信した私は、骨叩きとノミを手にして、小さな頭蓋骨の底を叩き始めた――。

case: 13 解説

増え続ける子供への虐待には私たちの社会の歪みが投影されている

死因：硬膜下血腫（父親による虐待死）

頭蓋骨の中で出血が起こる原因にはいろいろある。

確かに頭が何かと強くぶつかっても、こうした出血は起こる。しかし、未来ちゃんの頭皮や頭皮の裏側に何かとぶつかった痕はなかった。

近年、「乳幼児揺さぶられ症候群」という言葉が広く知られるようになった。赤ちゃんが激しく揺さぶられたことで、脳が頭蓋骨とぶつかり、傷ついてしまう。結果、脳や目にダメージを負い、言語障害や失明など重い後遺症を残してしまうだけでなく、最悪死に至る危険性すらある。過去の事例では、泣き止まないからと腹を立て、赤ん坊を強く揺さぶったなど、虐待が疑われるケースもあった。

生まれてから半年ぐらいまで、赤ちゃんの首は据《す》わっておらず、頭の重さを自分で支えることができない。抱っこして大きく揺すれば、重い頭部はぐらぐらと前後に大きく揺れる。脳の表面にある血管が切れ、頭蓋骨の中で出血を起こす危険がある。

また、小さな赤ちゃんの体はふにゃふにゃしている。もし背中を両手で抱える形で前後に激しく揺すったならば、手が当たっている背中側の肋骨が折れることがある。

未来ちゃんの父親が口にした「手が滑って床に落としてしまった」。だが、赤ん坊であっても、床に落ちただけで肋骨が何か所も折れることはない。そして、未来ちゃんの頭皮やその裏側にはなんの傷痕もなかった。頭の中の出血は、やはり頭が前後に揺れたことで起きたとしか考えられない。

それを裏付けるためには、眼球を観察する必要があった。脳は頭蓋骨の中で頭蓋底と呼ばれる骨の上に、豆腐のように乗っている。頭蓋底の前のほうには、眼球が入る空間がある。そのため、頭蓋底を壊さないことには、眼球を観察することができない。

赤ちゃんの頭が前後に強く揺れた時、脳の動きに合わせて、眼球も前後に揺れることになる。その際、眼球の一番後ろ側にある網膜《もうまく》という膜が出血する場合がある。それが判明すれば、強く揺さぶったことの明確な証拠となる。私がノミと骨叩きでコツコツとやっていたのは、その確認をするためだった。

頭蓋底の骨の一部を取り除くと、眼球が入る空間に突き当たる。丸い眼球の後ろから、白く太い視神経が伸びている。この神経は、眼球の内側にある網膜に入った視覚情報を脳へと伝える役割をしている。

眼球につながった視神経を見ると、白いはずが黒っぽくなっていた。出血のためだ。網膜にも何か所か出血しているところが見つかった。これで、未来ちゃんの身に何が起きたかは、はっきりとした。やはり実の父親がその小さな体を激しく揺さぶったのだ。

女性が子供を産み、育てることの苦悩

児童虐待は身体的虐待、性的虐待、ネグレクト（家に閉じ込める、食事を与えない、ひどく不潔にするなど）、心理的虐待（言葉による脅《おど》し、無視、兄弟間での差別的扱いなど）の4種類に分けられる。厚生労働省によれば、2018年度に全国212か所の児童相談所が受けた児童虐待相談の対応件数は15万9850件（速報値）と過去最多を記録している。また、2017年4月から2018年3月の1年間において、心中を除く虐待によって亡くなった子供の数は52人にのぼる（厚生労働省「社会保障審議会児童部会児童虐待等要保護事例の検証に関する専門委員会」の「子ども虐待による死亡事例等の検証結果等について」第15次報告より）。

これまでの児童虐待死のデータを見ると、年によってばらつきはあるものの、一貫して0歳児の死者数が最多を占める。第15次報告でも、0歳が28人で53・8％ともっとも多い。さらに、月齢0か月が14人で0歳児の虐待死のうち50％にのぼった。その背景には、10～20代での予期

[心中以外の虐待死(20人)におけるネグレクトの内容]

区分	人数(複数回答)	構成割合
家に残したままの外出、車中への置き去りなど子供の健康・安全への配慮を怠る	9人	45%
食事を与えないなどの養育放棄	1人	5%
遺棄	10人	50%
祖父母、兄弟、保護者の交際相手等による虐待の見過ごし	1人	5%
必要な医療を受けさせない(医療ネグレクト)	3人	15%

厚生労働省「子ども虐待による死亡事例等の検証結果等について(第15次報告)」より

せぬ妊娠により自宅などで出産し、そのまま遺棄するといった、母親のネグレクトによる死がある。0歳児の虐待でいえば、母親が妊婦健診を受けず、母子手帳すら持っていないといったケースも多かったという。

親による児童虐待には、私たちの社会の歪《ゆが》みが投影されている。その親自身が幼少期に受けた虐待経験、貧困の連鎖、離婚による新たな養父母との同居、共働きやシングルマザーの育児疲れといった、難しい問題が横たわっている。虐待死の加害者は実母が常に最多であることに、この国で女性が子供を産み、育てることの苦悩が見え隠れする。

また、未来ちゃんのケースにも重なるが、子育て意識が乏しい男性による虐待が大きな問題になる気がしている。共働き夫婦の増加で、父親が乳幼児の世話をする機会も増えている。

２０１９年10月、生後２か月の自分の赤ちゃんを揺さぶるなどして死亡させたとして大阪市内に住む24歳の会社員の男が警察に逮捕された。男はおよそ１年前の２０１８年10月、妻と義母が外出し、ひとりで子守りをしていた際、泣き止ませるために赤ちゃんの体を強く揺さぶったという。かわいそうなことに、この赤ちゃんは急性硬膜下血腫により亡くなってしまった。

24時間、つきっきりで面倒を見なくてはならない小さな子供を育てることは、大きなエネルギーと忍耐が必要だ。大半の男性が慣れないながらもおむつ替えや食事の準備と、子育てに奮闘していることだろう。だが、自分の思い通りにならない子供にいら立ち、力で押さえつけようとする者はいないか。母親だけでなく、父親に向けた育児教育や相談窓口といった公的な対応や支援が必要な時代なのかもしれない。

子供の虐待に関する悲しいニュースを耳にする機会は多い。我が子の誕生を願いながらつらい不妊治療を続ける夫婦がいる一方で、この世に生を受けながら、幼くして失われる命がある現実。私たちの社会が抱える問題として考え、少しでも虐待を受ける子供を減らしていかなければならない。

case:
14

母の遺体を床下に埋め〝同居〟し続けた中年の息子

女性79歳　亡くなった場所：アパートの部屋

ようやく街に春の息吹《いぶき》が少しずつ感じられ始めた3月のある日、アパートの一室から高齢女性の遺体が見つかった。亡くなったのは平野佳織《かおり》さん（仮名）、79歳だった。

解剖台に運ばれてきた彼女の遺体は生きているかのように原形をとどめた状態で、寝ているように見えた。ただ、肌が真っ白で、まるでろう人形のようだった。

平野さんの遺体は、「死ろう化」していたのだ。

死ろう化とは、低温かつ空気の少ない環境に長時間置かれたことにより、皮膚の下の脂肪組織が化学変化によってロウソクのろうのようになることだ。

死ろう化は腐敗を進める細菌の繁殖が抑えられる環境、具体的には川底やダム底といった水中、ある程度の深さに埋められた土の中などでまれに起きる。

私たちのもとに運ばれてくるのは、たいてい後者だ。皮膚が水分を吸って多少膨張はしているが、腐っていないため、肉体はきれいに原形を保っていることも多い。

だが、平野さんは〝アパートの一室〟で発見されている。なぜ、遺体が死ろう化したのだろうか。

彼女の遺体は、たまたま宅配便を届けに行った配達員の通報によって発見された。アパートのドアに備え付けられたポストには郵便物などがあふれ返り、呼び鈴を押しても応答がない。異変を感じ取った配達員はすぐに警察に通報した。

アパートを訪れた警察官が部屋に入った際、意外なことに中には中年の男性がいた。平野さんの息子だった。

警察官が平野さんの所在を尋ねると、彼は小さな声でこう話した。

「数か月前、朝起きたら母が死んでいました。どうしたらいいのかわからず、そのまま床下に埋めました」

警察官が床下につながる点検口を開けると、そこには土を掘り返した跡が残り、なんともいえない独特の異臭が漂っていた。

最近、親の年金を頼りに生活している、高齢の親子の存在がニュースに取り上げられるようになった。すでに書いたように「８０５０問題」などともいわれている。平野さん親子もまた、母親の年金だけで細々と暮らしていたそうだ。50歳近い息子は長らくひきこもり状態で、アパートから外出することもなかったという。

ひきこもっている中高年の子供にとって、親の年金は最後の命綱だ。親の死亡届が役所に受理されれば、年金の支給が止まり、たちまち生活に困窮してしまう。

平野さんを解剖したところ、体に特に異常は見当たらなかった。年齢を考えれば、老衰ということだろう。警察は当初、息子による殺人の線も視野に入れていたようだが、その可能性はなくなった。

いったい、彼はどのような気持ちで母の遺体と共にこの数か月を過ごしていたのか。私にはそのことのほうが気になった。

case:14 解説

解剖で死因は診断できても人の心の内まではわからない

死因：老衰

戦国時代、自分が死んだあとも敵が攻め込んでこないよう、「自分の死を知らせないように」と、部下に命令した武将たちがいた。食うか食われるかの乱世の時代だからこその話だろう。だが、自分の親が亡くなり、誰に知らせることもなく、その遺体と共に過ごすという選択をする人が現代にも実在するのだ。

平野さんの息子を非難することは簡単だ。だが、なぜ彼は母親が亡くなったことを通報できなかったのか、そこに隠されている〝痛み〟に目を向けなければ、私たちの社会が抱える問題点に目をつむることになる。

２０１８年11月、神奈川県でも同じような事件が起きた。小学生の頃から40年以上にわたってひきこもり状態だった男性（49歳）が、同居していた母親（76歳）の遺体を遺棄したとして逮捕された。実家を訪れた妹によって発見された母親の遺体は、死後半月ほど経っていたという。

このケースでは、亡くなった母親を布団に寝かせたまま、男性はすぐそばで生活を続けていたそうだ。男性は死体遺棄容疑で逮捕されたものの、2週間後には釈放され、不起訴処分となった。

実は、母親の死後、自宅の電話機に妹や近くの診療所へ発信した履歴が残されていたらしい。男性はなんとか番号を押したものの、つながる前に電話を切ってしまっていた。彼は極度の対人恐怖症だったという。受話器を握る彼の孤独な背中を想像すると、切なさに胸が押し潰されそうになる。

もしかしたら、平野さんの息子もまた、誰かに知らせたくても知らせられない理由があったのかもしれない。母の死を隠そうとしたというよりも、誰に頼っていいのか、わからなかったのではないか。解剖で死因を診断することはできるが、その死に関わる人の心まではわからない。だが、社会的に弱い立場に置かれた人たちの心の内を私たちが想像することが重要だと感じている。

ひきこもりの我が子を刺殺した元事務次官

2019年6月には、都内に住む元農林水産事務次官（76歳）がひきこもり状態の長男（44

歳）を自らの手で殺《あや》めた。この事件では、ひきこもりのまま中年となった息子の粗暴なふるまいに頭を悩ませていた高齢の父親が、我が子を刺殺した。この年の5月、川崎市でスクールバスを待つ幼い子供を狙った通り魔事件が起き、子供を含む2人が死亡、18人が重軽傷を負う事件が起きていた。

犯行直後に自殺した51歳の容疑者もまた、伯父夫婦の家で長らくひきこもり生活を送っていたという。元事務次官はこの事件を見て、自分の息子が「このままではいずれ他人に危害を加えるのでは」と危惧した末、自ら手にかけたという。

最後まで身を挺《てい》して我が子を守るのが母親なら、子供の行く末を案じてナイフを手に取るのが父親なのだろうか。

「自分の責任だから息子を殺した」

逮捕後、元農林水産事務次官はそう話したそうだ。

第4章

病気の死

法医学教室に運ばれてくるのはあくまで異状死体、つまりなぜ亡くなったのかわからず、なんらかの「異常」が見られる死体である。そのため、一般的に知られる病死の傾向と、私たちが見ている異状死体の病死の傾向には、大きな隔たりがある。

例えば、日本における死亡原因の第1位は「悪性新生物（がん）」だが、私たちの解剖室に、がんで亡くなった人が運ばれてくることは珍しい。がんを患った人はたいていの場合、生前から病院に通い、治療を受けている。そのため、解剖せずとも、死因ががんであると特定しやすい。逆にいえば、がんを患っているにもかかわらず、治療を受けることなく自然死した場合は、解剖となるケースがある。がんに限らず、法医学教室で出会う病死体の多くは、生前に自らの病気に気がついていない、もしくは気がついていても放置していた人たちばかりだ。

では、解剖台に運ばれてくるのは、どんな病気で亡くなった人が多いのか。男女を含む統計（兵庫医科大学2009〜2016年調べ）ではあるが、これまでのケースでは「消化管出血」がもっとも多く、ほかに「肝硬変」や「脳出血」「膵炎」などが確認された。これについては、同居者がいた人と独居者とでは違いがあることもわかっている。同居では循環器系疾患が約39％でもっとも多く、次いで脳神経系疾患が約22％、呼吸器系疾患約19％、消化器系疾患約10％と続く。対して独居の場合、消化器系疾患、脳神経系疾患がそれぞれ約30％で多く、循環器系疾患約21％、呼吸器系疾患約17％という結果になった。

ただし、独居においては具体的な原因は消化管出血が圧倒的に多いという結果も出ている。その理由は、おそらくアルコールが関係しているのではないかと思われる。過度の飲酒によりアルコール性肝硬変になっている場合、消化管出血が死因になりやすい。「消化管」と一口に言っても、口から肛門まで、その範囲は広い。ゆえに、その原因となるのは、胃、十二指腸の潰瘍《かいよう》や食道静脈瘤、嘔吐後の食道粘膜の裂傷、結腸がん、また小腸の血管異常、腫瘍など、多岐にわたる。

加えて女性の場合、〝彼女たちにしか起こりえない病気〟で亡くなるケースがある。

世の中には、「女性だけの医療保険」が存在する。

卵巣がんや子宮筋腫などの女性特有の病気に加え、甲状腺がんや低血圧症、バセドウ病といった女性に多い病気に対して、手厚い保障が約束されているものだ。対して、〝男性専用〟とわざわざうたわれた医療保険は存在しないのではないか。

これはつまり、性別特有の病気のリスクは、女性のほうが高いことを裏付けている。

例えば、日本の死亡原因の第1位である「悪性新生物（がん）」も、肺や肝臓、胃、大腸など、腫瘍が見つかる場所はさまざまだ。その中で、卵巣がん、子宮がん、子宮頸がん、子宮体がんといった女性しかなりえないがんもあれば、乳がんや甲状腺がんといった、発症する人が女性に多いがんもある。

また、近年では働く女性が増えており、彼女たちの健康管理のあり方についても調査が行われるようになった。調査を行った財団法人女性労働協会は、それらはまだ死に直結するものではないが、働く上でのストレスが月経不順や子宮内膜症などに影響を与えるのではないかと考察している。

精神疾患を患っている遺体の多さ

私が解剖の現場から「女性と病気」を考察する上で、近年非常に気になっているデータがある。それは、私たちの法医学教室で解剖される全体の30%が精神疾患を患っており（1667例中の497例。2009〜2016年調べ）、そしてそのうち41%が女性なのである。全解剖では女性は30%程度だったのに対し、精神疾患を伴う解剖例においては41%と、その割合が増えている。加えて「摂食障害」が原因と考えられる死体は、これまですべて女性だった。

解剖した精神疾患の方のうち、ほかに発症していた病気で亡くなった人は19%、外因死は46%、不詳が35%という結果になっている。精神疾患を持たない人に比べて、外因死が多いのが特徴だった（非精神疾患では、外因死は34％）。外因死の内訳を見ると、精神疾患の方の場合、21％が「薬物中毒」でもっとも多く、「溺水」19％、「転倒・転落」11％、「焼死」「窒息」「凍死」がそれぞれ10％で続く。対して非精神疾患の方の外因死の内訳は、もっとも多いのが「交通事故」の24％で、「溺水」14％、「転倒・転落」12％と続き、精神疾患の方で最多となった「薬物中毒」はわずか2％にとどまっている。

薬物については、いわゆるオーバードーズで中毒死をしていない場合でも、死を招く要因になりうる。精神科病棟に通院する方は、長ければ数十年にわたって薬を飲み続けていることがある。精神科で処方される薬の中には、副作用として不整脈の危険性が疑われるものもあるため、それが原因で亡くなった人がいることも否定できない。

女性ゆえの病気、女性ゆえの病死。そこには今という時代を生きる、女性ならではの苦しみや悩みが見え隠れする。

これからお話しするのは、あくまで法医学教室に運ばれてきた異状死体にまつわるケースである。極端な例にはなるが、女性の皆さんがどのようなリスクを抱えているかを知る上では参考になると思う。日常生活で何に気をつけるべきか、あなたの生活を顧みながら読んでいただきたい。

データで見る「病気の死」

［表4-1］解剖における病死の内訳

兵庫医科大学09〜16年調べより

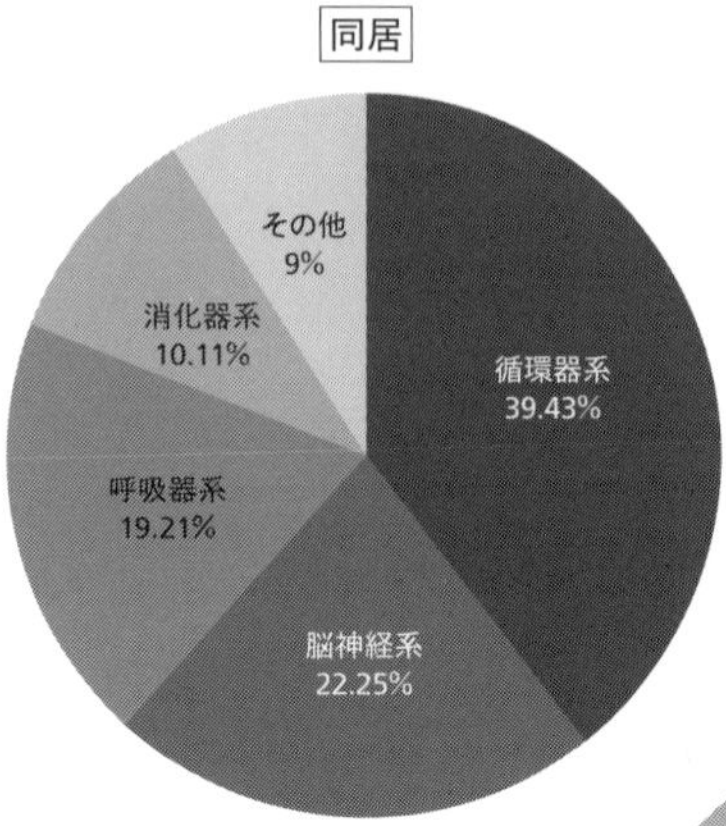

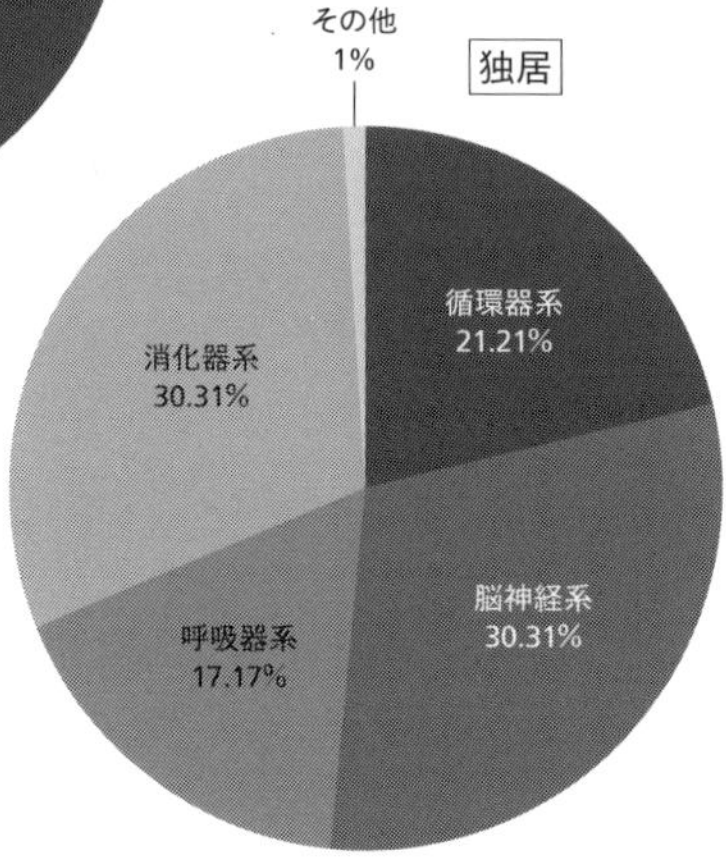

解剖した病死遺体の病名を分析すると、同居・独居によって病気の種類が異なる。［表４・１］の「独居」の死因をさらに詳しく記せば、多い順に消化管出血（14人）、肝硬変（４人）、大腸がん、胃潰瘍、膵炎（各２人）で、アルコールとの関連が疑われる病名が並ぶ。また、解剖台に運ばれてくる精神疾患患者の女性が増えている。［表４・３］で示したように、精神疾患患者の外因死では、薬物中毒と溺死が多い。

[表4-2] 解剖におけるアルコール依存症患者の病死の内訳

兵庫医科大学09〜16年調べより

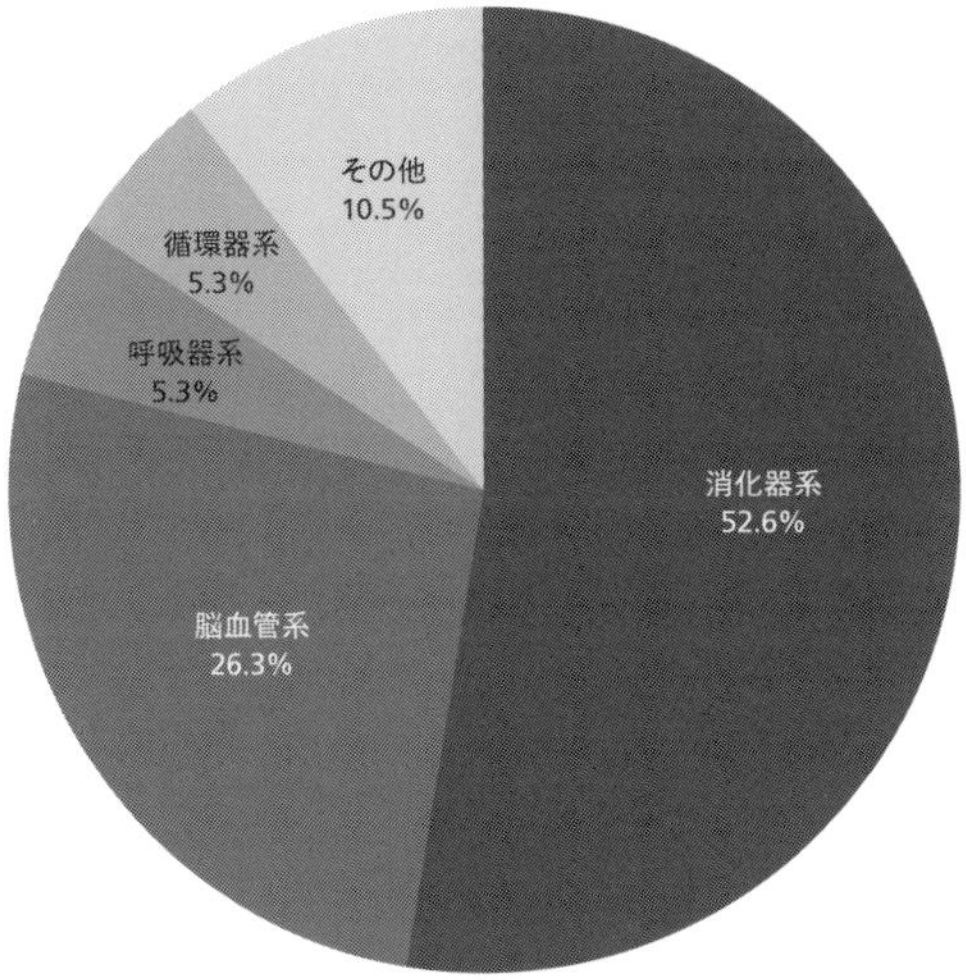

[表4-3] 解剖における精神疾患有無別外因死の内訳

兵庫医科大学09〜16年調べより。「その他」を除く

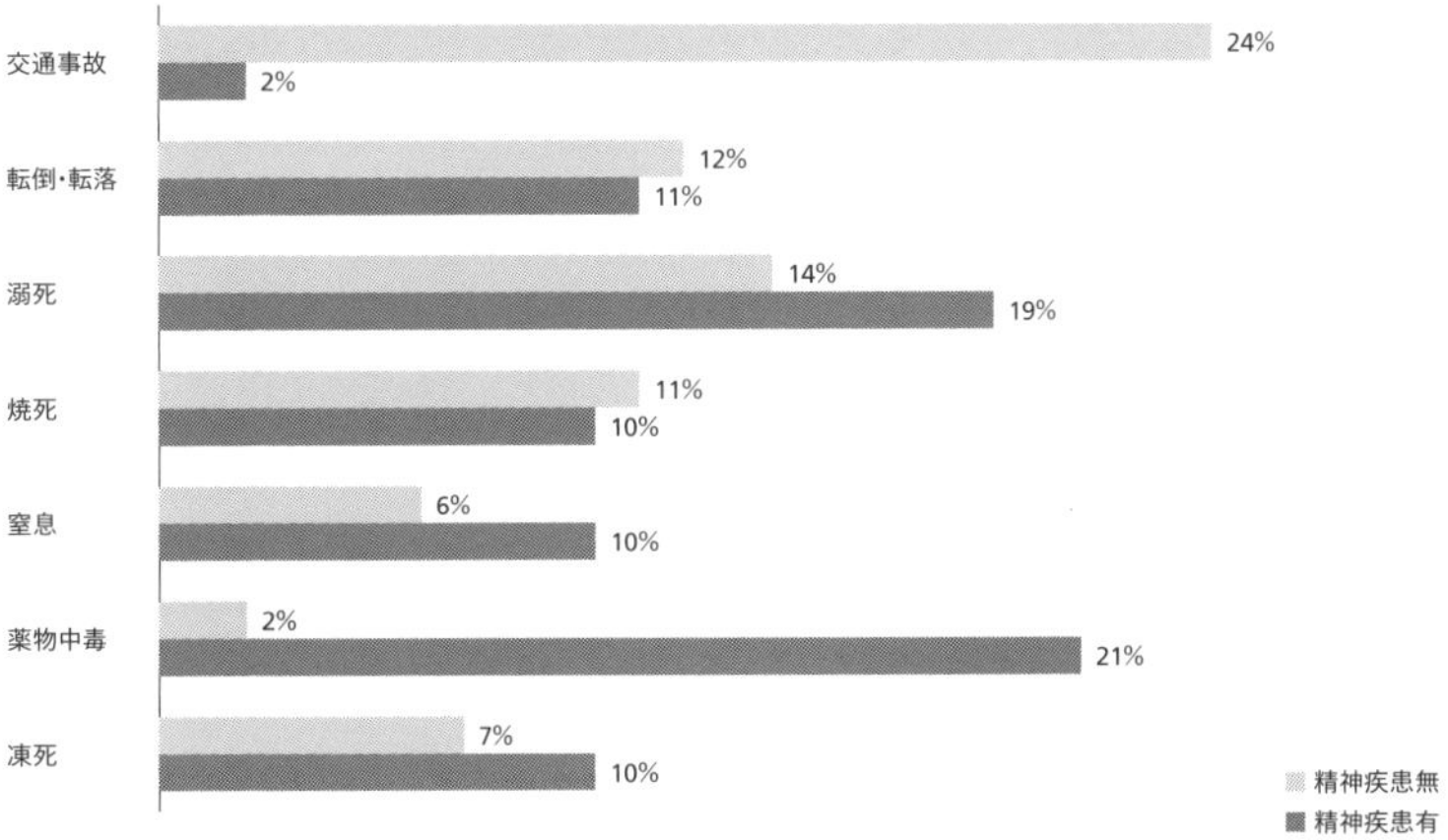

case: 15

一度も病院にかからず進行する乳がんを放置した女性

女性54歳　亡くなった場所：自宅の部屋

ある朝、警察に高齢の女性から通報が入った。

90歳近いと思われる女性は、動揺を隠せない様子で「娘が部屋で倒れて死んでいる」と話したそうだ。

警察が女性の家に駆けつけると、54歳の楢原聡子《ならはらさとこ》さん（仮名）は自室で倒れて亡くなっていた。前日、いつも通り昼にパートタイムの仕事に出かけて、帰宅後、家族と夕食を共にしたあと、部屋で眠りについた。

ところが今朝、いつもの時間に起きてこない楢原さんの様子を母親が見に行ったところ、彼女はすでに息を引き取っていた。

通院歴もなく、死因もわからないため、解剖に回された。

解剖室に入り、解剖台に横たわった彼女を見た時、異様なものが目に入った。

仰向けに寝かされた彼女の胸には、２つあるはずの膨らみがひとつしか見当たらない。彼女の左乳房部分にはぐじゅぐじゅとした潰瘍ができていた。胸の膨らみが失われ、皮膚はえぐられた状態になっている。「乳がん」の皮膚転移による、「がん性皮膚潰瘍」だろうと、私は考えた。

そもそも「潰瘍」とは、「体の一部（主に皮膚や粘膜の表面）がくずれてできた傷」を指す。「胃潰瘍」や「十二指腸潰瘍」という病名は多くの人が耳にしたことがあるはずだ。「潰」は「くずれること」、「瘍」は「体の傷やできもの」で、周囲の組織を壊す、深い傷を意味している。

彼女の左乳房は陥没し、その代わりに腫瘤《しゅりゅう》と呼ばれるかたまりが体の表面にぼこぼこと現れていた。

この「潰瘍」の原因が乳がんなら、おそらく周りのリンパ節や臓器にも転移が確認できるはず。私はまず、胸郭（胸を囲う骨格）の前の助骨を取り除き、彼女の胸の中をのぞくことにした。開いて見えた彼女の胸壁には、白いがん組織がブツブツとくっついている。そのがんは肺にも転移していて、死因はやはり「乳がん」で間違いなかった。

所見で明らかだったがん性皮膚潰瘍とは、皮膚に浸潤《しんじゅん》（発生した場所で増え続け、周りの器官に直接広がっていくこと）、もしくは転移、再発したがんが体の表面に現れ、潰瘍化した状態を指す。乳がんに起こりやすいともいわれているが、潰瘍化にまで至るのは転移性がんの5〜10%程度で、決して多くはない。楢原さんがなんの手も施さず、がんを放置していた証だといえた。

彼女の乳房がかつての豊かな膨らみを失ったのは、もうずいぶん前のことに違いない。

乳がんの症状はさまざまあるが、周囲に転移が認められたことから、立ったり歩いたり、腕をあげたりといった日常的な動作にもかなりの痛みを伴っていたのではないかと思われた。

楢原さんがなぜそこまで痛みにひとりで耐えようとしていたのか、私にはわからなかった。

case: 15 解説

40～60代の女性が注意すべきがんは死亡率がもっとも高い乳がん

死因：乳がん

厚生労働省が発表した「平成29年（2017）人口動態統計（確定数）の概況」によれば、日本人の死因の1位は「悪性新生物（がん）」、2位が「心疾患」、3位が「脳血管疾患」、4位が「老衰」、5位が「肺炎」だという（男女の総数による順位）。そのうち、がんで死亡した男性は22万398人で、女性は15万2936人だった。

国立がん研究センターが発表した「がん統計予測」によれば、女性の「がん罹患数予測（2019年）」は44万4600人。うち、「乳房」が9万2200人でもっとも多く、「大腸」6万6300人、「胃」3万9900人、「肺」3万9600人、「子宮」2万6800人と予測されている。「がん死亡数予測（2019年）」を見ると、女性は「大腸」2万5100人、「肺」2万2200人、「膵臓」1万7800人、「胃」1万5500人、「乳房」1万5100人となっている。一方で、同研究センター「最新がん統計」の年代・部位別がん死亡率

（2017年）では、40〜60代の女性のがん死亡率は「乳房」が1位、つまり「乳がん」がもっとも高いと報告されている。

もちろん、がんが発見されたからといって、必ずしも死に至るわけではない。がんの種類にもよるが、まず重要なのは早期発見と適切な治療だ。生存率も年々上がっている。がんを完全に取り除くことはできなくても、治療を受けながら生活を続けられるケースも増えてきた。

なかでも乳がんは、早期発見と治療による完治率が高いといわれており、乳がんは5年相対生存率が92・5%と、5大がんの中でもっとも高い数字となっている（国立がん研究センター「がん診療連携拠点病院等院内がん登録2009年から2010年5年生存率」より）。

だが、楢原さんはがん性皮膚潰瘍ができるまで乳がんを放置していた。

がん性皮膚潰瘍は、出血や滲出液《しんしゅつえき》（組織や細胞からしみ出た液体）、痛みのほかに、傷に細菌が感染して生じる独特な臭い（がん性皮膚潰瘍臭）を伴う。時に放射線治療によって起きることもあるのだが、楢原さんのそれは〝治療の結果〟とは明らかに異なっていた。「自分の体に大変なことが起きている」ということは、誰よりも本人が一番よくわかっていたはずだろう。

ところが警察によると、楢原さんは一度も病院にはかかっていなかった。

彼女は、両親と共に自宅で生活をしていた。両親もまた、彼女の病気、彼女が抱えていた異変について、何も知らされていなかった。楢原さんは誰にもその痛みや恐怖を伝えることなく、

［女性のがん統計予測（2019年）］

がん罹患数予測		がん死亡数予測	
全がん	444,600人	全がん	157,800人
乳房	92,200人	大腸	25,100人
大腸	66,300人	肺	22,200人
胃	39,900人	膵臓	17,800人
肺	39,600人	胃	15,500人
子宮	26,800人	乳房	15,100人

国立がん研究センター「がん統計予測」より

むしろ隠すようにして亡くなった。年老いた両親に心配をかけたくなかったのだろうか。あるいは、自分の行く末に希望を見出せなかったのか。それは、本人でなければわからない。

定期的な検査の重要性

多くのがん患者は病院で手術や治療を受け、がんと闘う。だが、私が解剖台の上で出会う〝元がん患者〟は、大半が治療を受けず、がんのなすがままに任せた人たちだ。それはある種の〝終末像〟といえるだろう。がんを放っておくとどうなるのか、その終着点を見ることになる。臨床の現場にいる医師たちは、決して目にすることのない光景だ。

なんの治療も施されず、放置されたがん。そこに医師として、興味があることは確かだ。私の法医学教室に運ばれてくる女性の遺体は全体の3割程度である。その中で女性特有のがんで亡くなったケースはなおさら目にする機会は少ない。

思い出すのは「子宮体がん（子宮内膜がん）」で亡くなった50代の女性だ。子宮体がんは近年、日本の成人女性に増えているといわれる。卵巣から分泌される卵胞ホルモンの作用を受けて、月経を起こす子宮内膜という組織からがんが発生する。出産したことがない、肥満、月経不順（無排卵性月経周期）がある人たちに発症しやすいという。その女性もまた、独身で出産は経験していなかった。おそらく相当な痛みを抱えていたはずで、赤みを失った子宮の内部は、黄色いごつごつとした腫瘍で覆われていた。

乳がんを筆頭に、子宮頸がん、子宮体がん、卵巣がんといった女性特有のがんはいくつかあるが、そのほとんどが定期的な検診を受けていれば、早期発見が可能だ（子宮体がんについてはほかに比べて見つかりにくいため注意が必要）。医師としての立場でいえば、がんを放置した末の死は〝天寿をまっとうした〟とはいいがたい。治療を受ければ、救える命もあったはずだ。女性の皆さんにはぜひ、定期的に医療機関で検査をしていただきたい。

case: 16

不整脈による突然死の危険
女性が気をつけるべき甲状腺の病気

女性36歳　亡くなった場所：自宅の部屋

女性向けの医療保険における「疾病特約」に含まれる病気、つまり女性がかかりやすい病がある。例えば、「バセドウ病」や「橋本病（慢性甲状腺炎）」「甲状腺がん」といった甲状腺の異常に関するものもそのひとつだ。

甲状腺というのは、のどぼとけの下にあり、重さ20グラムぐらいの、蝶が羽を広げたような形をしている部位を指す。脳の下垂体《かすいたい》（さまざまなホルモンの働きをコントロールしている部位）から指令を受けて、新陳代謝を活発にする「甲状腺ホルモン」を分泌するのが主な働きである。甲状腺ホルモンの分泌に異常が起きたり、甲状腺に腫瘍ができたりすると、前述したような病気を招くことになる。そして、それらは女性に多いのが特徴とされている。

その日、我々のもとにやってきたのはまだ若い、36歳の女性だった。中島萌《もえ》さん（仮名）はこの日の朝、自室のベッドの中で亡くなっているところを同居する両親によって発見された。

彼女に通院歴はなく、前日までこれといった不調を訴えることもなかったという。

　私は解剖室に入ると、いつものように体全体の観察から始めた。中島さんの体の外表には、目立った傷はできていない。しかし、なにやら彼女ののどのあたりがこんもりと膨れているのがわかる。解剖してみると、彼女の甲状腺は50グラムにもなっていた。平均的な重さに対して2倍以上も肥大し、しかも少し硬くなっている。心臓や脳には異常が見当たらなかったことから、私は甲状腺の病気を疑った。

ただ、甲状腺の病気かどうかは、見た目だけでは判断がつかない。解剖後にホルモンの濃度を測ったり、顕微鏡で検査したりする必要がある。甲状腺ホルモンの濃度が高ければ、心臓で不整脈が発生する場合があり、それは時に突然死を招く危険もあるのだ。

　検査の結果、彼女はやはり甲状腺の病気「バセドウ病」にかかっていた。バセドウ病は、甲状腺ホルモンが過剰に分泌され、甲状腺機能が必要以上に活発化する病気だ。中島さんは、おそらく寝ている間に不整脈を起こし、急に亡くなってしまったのだろう。不整脈で亡くなったかどうかは、残念ながら解剖してもわからない。私は死体検案書に「バセドウ病」と記し、解剖を終えた。

case: 16 解説

だるさや発汗、暑さ寒さへの感覚などに異変を感じたら甲状腺の異常を疑う

死因：バセドウ病

バセドウ病は男性に比べ約4倍、橋本病は約20〜30倍、女性に多いといわれている。甲状腺がんの男女比も1対3で、やはり女性のリスクのほうが高い。しかしながら、なぜこうした甲状腺の病気が女性に多いのかについては、いまだ十分に解明されていない。

甲状腺について、私たちが日頃、意識することはほとんどない。だが、のどぼとけの下に位置するこの器官は、甲状腺ホルモンを分泌することで、体の代謝に関する重要な役割を担っている。

甲状腺に関する病気は、大きく分けて次の3つに分類されている。

1　甲状腺機能の異常（甲状腺ホルモンの過剰・減少）

甲状腺の機能が亢進《こうしん》（過度に高まること）して、ホルモンの分泌が過剰になる状態を「甲状腺機能亢進症」という。その代表的な病気がバセドウ病である。バセドウ病の原因は自己免疫疾患と考えられており、主な症状には、動悸、のど（甲状腺）の腫れ、眼球が飛び出て見えることなどが挙げられる。一方、甲状腺ホルモンの分泌が足りなくなるのが「甲状腺機能低下症」で、橋本病がその代表格だ。橋本病も自己免疫疾患が原因と考えられており、むくみやだるさ、無気力などが典型的な自覚症状になる。

2　甲状腺の炎症

甲状腺が炎症を起こす病気は3つある。ひとつ目の「急性化膿性甲状腺炎」は、細菌感染によって炎症を起こし、甲状腺に痛みが出る。次に、原因が不明な「亜急性甲状腺炎」は、現在ウイルス説が有力だ。症状としては甲状腺に腫れや痛み、しこりなどが起こる。急性と比較し、亜急性は中年女性に多く、症状も早く治るといわれている。また、甲状腺機能の異常として紹介した橋本病も甲状腺に炎症を起こすため、甲状腺炎のひとつとして数えられることもある。

3　甲状腺腫瘍

[甲状腺について]

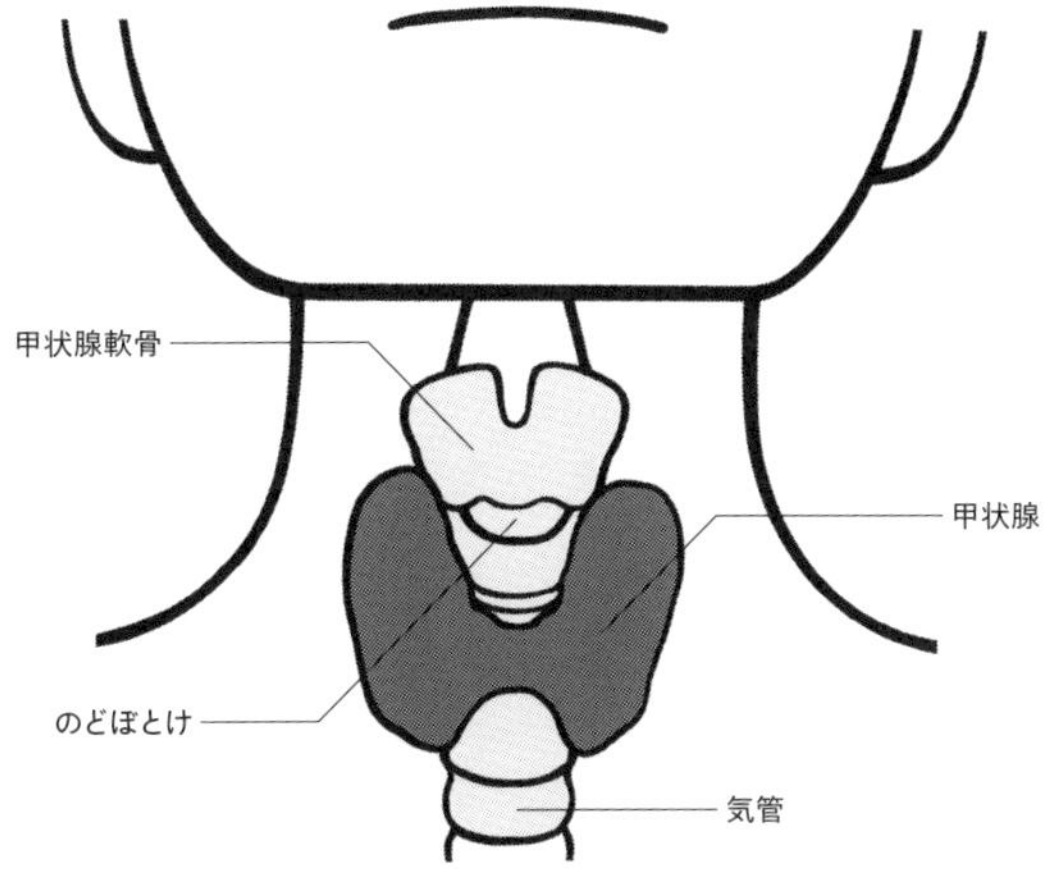

甲状腺腫瘍の8~9割は、特に治療の必要のない良性のものといわれている。直径2センチ以下の初期の甲状腺腫瘍では、自覚症状はほとんどない。腫瘍が大きくなると、首の腫れやしこり、ものを飲み込む時の違和感などの症状が現れることがある。悪性の場合は、甲状腺がんとなる。

やみくもに怯えるものではない

甲状腺がんの発症は、30歳以降に急に増加し、60~64歳がピークとなる。国立がん研究センターの「がん統計予測」によれば、2019年の国内における、甲状腺がんの女性の罹患数は1万4200人、死亡数は1200人と試算されている。

甲状腺がんは「乳頭がん」(甲状腺がんの約85%

以上）、「濾胞《ろほう》がん」（甲状腺がんの約5％）、「髄様《ずいよう》がん」「未分化がん」「悪性リンパ腫」（それぞれ甲状腺がんの1〜2％程度）などに分けられる。

なかでも「乳頭がん」は女性に多く、40〜50代を中心に、10〜80代の幅広い年代に見られるようだ。女性10万人に対して、年間約8人（男性はその5〜8分の1程度）が発症しているという。

ただ、甲状腺の病気はいずれも完治率が高く、やみくもに怯えるようなものではない。見逃しやすいものも多いので注意してほしいのだが、疲れやだるさがある、汗が異常に多い・少ない、異常に暑い・寒い、甲状腺が腫れるといったさまざまなシグナルがあるので、異変を感じたら病院で検査を受けていただきたい。

中島さんの場合もおそらく、「なんだか調子が悪い」と感じていながらも、それがよもや死に至るような病とは思いもしなかったのだろう。

女性も男性も、30〜40代は「まだ若い」と、ちょっとした体の不調を感じても、無理をしがちだ。だが、20代を終えたら、体が発するサインに敏感になっておく必要がある。いかなる病気も、早期発見にまさる良薬はなし、と覚えておいていただきたい。

case:
17

拒食症が疑われる女性が海外から購入していた「エフェドリン」錠剤

女性32歳　亡くなった場所：自宅の部屋

「なぜこんなに痩せているんだろう」

それが、中川久美さん（仮名・32歳）を見た第一印象だった。

彼女の身長は160センチほどあったが、体重は30キロにも満たない。上半身を見ると、肋骨が浮き出ているほどだった。

法医学の現場では、ひどく痩せた状態の人を「羸痩《るいそう》」といい、具体的には標準体重より20％以上少ない人を指す。

この羸痩の遺体が運ばれてきた場合、私たちはまず結核を疑う。結核は1950年まで日本における死因のトップだった。その後、結核菌に効く抗生物質が発見され、患者数は激減。しかし、厚生労働省の「平成30年結核登録者情報調査年報」によると、2018年に新たに登録された結核患者は1万5590人、結核による死者数は2204人にのぼっている。決して過去の病気とはいえないことがわかる。

結核菌は、発症した人が亡くなっても空気を介して感染するため、解剖する時に注意が必要だ。最近では法医学教室にもCT画像装置が導入され、結核感染の有無を解剖前に診断できるようになったが、すべての結核患者を把握できるわけではない。解剖の際は、肺をメスで切って中の状態を見るため、結核菌が舞い上がり、感染するリスクがある。そのため、私たちの解剖室では、壁のよく見えるところに、「るい痩は結核を疑う！」と大きな字で紙に書いて貼り、注意を促している。

結核に感染していると、まれに肺が胸腔とくっついていたり、肺の中に固くゴリゴリと触れるところがあったりする。その範囲が広がってしまうと、ある日突然、発症する。だが、中川さんの肺にそうした異常は見つからず、結核には罹患していなかった。ただ、あまりに痩せすぎているため、普通であれば臓器の周りを覆う皮下脂肪がほとんどない。そのせいで臓器同士の距離が近く、彼女のお腹の中でこぢんまりとまとまっているように見えた。

結局、解剖した時点では、痩せすぎていること以外に異常は見つからなかった。

警察の話によると、中川さんは父親と2人で暮らしていたという。ただ、数年前から自分の部屋にひきこもり状態になっていて、親子が顔を合わすことはほとんどなかったそうだ。食事も別々にとっていたそうで、彼女が何をどれくらい食べていたのか、誰にもわからない。

私は拒食症を疑ったが、拒食症は血液検査をしたところで異常が見つからないことも多く、診断は容易ではない。

ただ、中川さんの場合、解剖後の血液検査であることがわかった。彼女の血液には、やせ薬の成分が含まれていたのである。その成分は致死濃度に達しており、彼女は薬物中毒で亡くなったと判断できたのだ。

検出された薬物の名前は、「エフェドリン」。通常、この薬物は処方箋がないと手に入れることができないものだが、中川さんはインターネットを使って外国からエフェドリンを含む錠剤を購入していたらしい。

実は、中川さんがひきこもっていた自室の壁には、自分の痩せた姿を撮影した写真が何枚も貼られていた。写真には、「ダイエット万歳！」と書かれていたという。

case: 17 解説

美しくなるためのダイエットで命を失う人たちがいる

死因：薬物中毒

中川さんは典型的な羸痩の遺体だった。身長160センチの成人女性なら、標準体重は56キロ程度になるはずである。ところが、それが30キロもないとすれば、標準体重より40%以上も痩せていたことになる。これは明らかに、「病的に痩せている」状態だ。

中川さんはなぜ「痩せすぎてしまった」のだろうか。

体が〝ポッチャリ気味〟の私には理解しがたいことだが、世の中には、痩せている体を見て、「美しい」と思う人たちがいるようだ。だが、それにも限度がある。

最近は、いろいろな医薬品や健康食品を外国から個人輸入や代行輸入の形で簡単に手に入れられるようになった。便利な反面、有効性や安全性、衛生面で問題のある製品も多く、健康被害を訴える人が後を絶たない。現在、エフェドリンをはじめとして、海外のダイエット薬に含まれるいくつかの成分に対して、注意喚起がなされている。

そもそもエフェドリンは、漢方薬に使われる麻黄《まおう》にも含まれる交感神経興奮成分で、禁止薬物ではない（一定濃度を超えるエフェドリンは輸入禁止）。だが、「致死量」が存在するため、日本ではエフェドリンを含む薬については医師による処方箋が必要になる。仮に海外で認可されている医薬品であっても、我々日本人に安全かどうかは別問題だ。日本人の体質や体格を考慮しなければならないからだ。

ネットを見れば、ダイエット効果を謳うさまざまなサプリが売られている。2015年の話だが、「ホスピタルダイエット」と称するタイ製のやせ薬について、死亡事例を含む重篤《じゅうとく》な健康被害が出ている。この被害事例を公表し、注意喚起した目黒区のホームページによると、被害者に「ホスピタルダイエット」と称して送られてきた全6種類の薬を調べたところ、「6種類すべてから医薬品成分が検出され、そのうち2種類からは国内で医薬品として承認がない成分が検出」されたという。自分の体内に取り込むだけに、健康食品や医薬品の安易な個人輸入は避けたほうが賢明だ。仮に痩せられたとしても、健康を害してしまったらなんの意味もない。

水の飲みすぎによる「水中毒」死

ダイエットではもうひとつ、印象的な解剖があった。

水の飲みすぎによる「水中毒」で亡くなった女性だ。

水を飲む健康法、例えば「1日に2リットルの水を飲むと、ダイエット効果がある」といった話が流布《るふ》している。確かに水を適量飲めば、尿や便となって、体内の老廃物を排出させることは期待できる。ただ、水を飲むだけでどの程度のダイエット効果があるのかには疑問が残る。

皆さんは、「水中毒」という言葉をご存じだろうか。水を多量に飲むと、血液にある電解質の濃度が薄められる。ナトリウムやカリウム、マグネシウム、クロールといった電解質は、血液の中で、それぞれが定められたごく狭い範囲の濃度に調節されている。これら電解質の濃度がその範囲を超えてしまうと、体にいろいろな異常となって現れる。

私たちの生命は一つひとつの細胞によって維持されている。細胞は、その内側と外側の電解質濃度をうまく変化させ、調節することで、活動している。水を取りすぎると、この生命の営みに支障をきたすのだ。もちろん、短時間で相当量の水を飲まない限り、水中毒にはならない。水が少々体の中に入りすぎた程度であれば、尿として排出されるだけだ。だが、尿を作る腎臓に障害があったり、心臓が弱かったりする人が水を飲みすぎると、水中毒にはならずとも、体が不調になることもある。腎不全や心不全を引き起こす引き金にならないとはいえない。

水は、私たちにとってなくてはならないものだ。水分の摂取により、血液の中で血栓ができることを防ぐ役割も担ってくれる。ただ、何事も程度がある。薬であれ、アルコールであれ、水であれ、過剰摂取にはリスクが伴うということだ。

case:18

太ももが真っ黒になるほどの出血と肺動脈に見つかった血液のかたまり

女性28歳　亡くなった場所：自宅のベッドの上

斉藤遥《はるか》さん（仮名・28歳）の太ももは、真っ黒になっていた。

長年にわたり多くの遺体と向き合ってきた私も、このような出血の仕方を見たことがなかった。どこか1か所で出血し、広がったわけではない。無数の小さな出血が融合した結果、全体的に真っ黒になっているように見えたのだ。よく観察してみると、黒くなっているところには、針先大のプツプツとした小さな孔《あな》が開いていた。

だが、出血した量は決して多くはない。出血多量で亡くなったわけでないことは、ひと目見てわかった。

まず、私は彼女の結膜（まぶたの裏側）を確認した。すると、ここにも針の先ほどの、小さな出血がいくつもできている。これは「溢血点」と呼ばれ、急死した死体に現れるサインだ。急に心臓が止まった場合、心臓を中心に循環していた体内の血液は行き場を失う。すると、静脈の中に血液が溜まっていき、細い部分が切れて出血する。これが粘膜や皮膚の表面に点のようになって現れるのだ。

この溢血点を見る限り、斉藤さんの心臓は、何かの原因で急に止まったようだ。

警察によれば、彼女に既往症はなく、亡くなる前日まで普段通りに働いていたという。両親と同居しており、朝、ベッドの上で冷たくなった彼女を最初に見つけたのも母親だった。太ももが黒くなっている理由を母親に聞いたが、見当もつかないという。

疑問を抱えたまま、解剖を始めた。肋骨を切って、胸腔を開く。心臓につながる大きな血管を順番にメスで切っていき、体から心臓を取り出す。

この作業を行っている際、私はあることに気がついた。通常、血管を切ると、その切り口からはドロドロとした血液が流れ出してくる。ところが斉藤さんの場合、心臓から肺に血液を送る肺動脈から、血液が流れ出してこなかったのだ。

切り口を確認すると、血液が固まっていた。直径が2センチはある肺動脈に、血のかたまりがぎっしりと詰まっている。引っ張り出すと、かたまりは10センチもの長さだった。

解剖で心臓を切り出す際、時々、血液が固まっていることがある。死後時間が経ってしまったために血液が固まることがあり、これを「凝血《ぎょうけつ》」と呼ぶ。

肺動脈にある血のかたまりが単なる凝血であれば、それはただの死後の変化にすぎない。しかし、彼女の場合、結膜にあった溢血点から急死が考えられた。そうすると、凝血が起きていることとつじつまが合わないのだ。

法医学では、溢血点以外にも急死した遺体の特徴が知られている。これを「急死の3徴候」といい、ひとつは「溢血点」、そして「臓器のうっ血」と「流動性の血液」だ。急死した遺体では、血液は死後も流動性＝固まらないという性質がある。つまり、彼女の肺動脈の中にあった血液のかたまりは、生前にできたものと判断される。

当然、生きている時に肺動脈の血液が固まれば、「急性肺動脈血栓塞栓症」により死んでしまう。斉藤さんの肺動脈にあった血液のかたまりは、血栓だったのだ。

この血栓ができた理由。それこそが、太ももに広がった真っ黒な出血だった。

case:
18 解説

前日に受けた脂肪吸引手術によりふくらはぎにできた血栓が命を奪った

死因：急性肺動脈血栓塞栓症

なぜ斎藤さんの肺動脈の血液は固まってしまったのか。

急性肺動脈血栓塞栓症は、俗に「エコノミークラス症候群」とも呼ばれている。飛行機の機内のように空気が乾燥し、気圧が低い環境では血液の粘度が上がり、ドロドロになりやすい。そこに長時間同じ姿勢で座っていると、足の血液の流れが悪くなり、ふくらはぎのあたりに血栓ができてしまう（深部静脈血栓症）。イスから立ち上がるなどした際、静脈からはがれた血栓が肺動脈に流れていって詰まり、最悪死に至ることもある。

斎藤さんの場合も、解剖をするとふくらはぎの静脈の中に血栓が見つかった。ここでできた血栓がプカプカと静脈の中を移動し、心臓を経由して肺動脈へと向かう――そうして集まった血栓が最終的に詰まってしまったわけだ。死体検案書の死因欄には、「急性肺動脈血栓塞栓症」と記入した。

死因は判明したが、なぜ血栓ができたのかがわからなかった。斎藤さんは飛行機には乗っていない。彼女は血栓ができやすい体質だったわけでも、足をギプスで固定していたわけでもない。やはり、太ももの黒い出血が何か関係しているのは間違いない。

その後、警察の調べによって、斎藤さんが亡くなる前日、脂肪吸引の手術を受けていたことがわかった。彼女の太ももに広がっていた出血は、そのせいだった。斎藤さんは日帰りで手術を受け、翌朝、自宅で亡くなっていた。

美容外科は専門外だが、一口に脂肪吸引といっても、いろいろな方法があるようだ。斎藤さんの遺体を見る限り、脂肪を取り除くために皮膚に複数の孔を開け、専用の器具で吸引していったように見受けられた。表皮と真皮からなる皮膚の下には、主に脂肪で構成された皮下組織があり、無数の血管が走っている。脂肪だけを取り除こうとしても、吸引する際、どうしても血管を傷つけるので出血は免れない。

通常、手術の際に皮膚の下に出血が起きても、その出血は周りの組織に吸収され、時間が経てば元通りになる。斎藤さんの場合も、その日のうちに家に帰宅していたということは、手術自体は成功したのだろう。そのため、脂肪吸引手術が直接の死因となったわけではない。

ただし、斎藤さんが受けた手術が、彼女の死にまったく関係がなかったとは言い切れない。彼女の太ももには、出血が広がっていた。出血すると、体にはそれを止めようとする働きが備わっている。脂肪吸引手術を受けてから、斉藤さんの体の中ではそうした反応が間違いなく起きていた。つまり、手術後、彼女の体は血液が固まりやすい状態だった。加えて、術後はベッドの上なりで安静にしていたはずだ。こうした要因が、足に血栓を作った可能性は高い。

海外で整形手術を受けた際の注意

エコノミークラス症候群は、２００４年の新潟県中越地震で注目を集めた。この地震は１９９５年に発生した阪神・淡路大震災と同じような直下型地震で、最大震度は7を記録。余震回数も多く、被害を受けた自宅に入らず、自家用車で避難生活をする人が多数存在した。その車上（軽自動車、普通自動車）で生活をしていた人たちが、この病気によって複数亡くなった。乾燥した狭い車内で、ストレスを抱えながら生活をしているうちに、血栓ができてしまったのだろう。また、被災地のひとつ、小千谷《おぢや》市の調査によれば、自動車内だけでなく、避難所で避難生活をしていた人の下肢静脈からも血栓が確認されたという。避難生活のストレスや乾燥、また窮屈な姿勢などが影響したものと思われる。

現在、この病気の怖さは、広く知られるようになった。飛行機に長時間乗る時は、水分を補給し、体を動かして予防している方もおられることだろう。だが、美容のために受けた脂肪吸引手術で、足に血栓ができやすくなると考える人はほとんどいないはずだ。法医学の現場では、このような想像を超えた死と巡り合うことがある。

昨今、美容整形の盛んな韓国に渡航して手術を受ける日本人女性も増えていると聞く。私が心配しているのは、術後の回復が十分でないまま、飛行機で帰国の途に就く女性がいないか、ということだ。

顔のちょっとした整形ならば出る血の量もたいしたことはないだろうが、大量の出血を伴うような手術を受けたとしたら、注意が必要だ。体内で起きている出血を止めようという働きにより、ただでさえ血栓ができやすい手術後に飛行機に乗れば、エコノミークラス症候群のリスクが高まる可能性がある。同様に、もし海外で大きな手術を受けるようなことがあった時は、術後の回復により時間をかけるなどして、十分気をつけていただきたい。

case: 19

くも膜下出血で亡くなった遺体を前に思わず私の口から洩れた言葉

女性61歳　亡くなった場所：自宅の廊下

2月のある寒い朝。私はいつものように、朝8時に自宅を出た。

9時頃、職場である大学の研究室に出勤すると、まず部屋の入り口横に貼られた「札」を確認する。その日の「解剖予定」だ。

「9時30分から。50代の女性。自宅のリビングで亡くなっているところを家族が発見。既往症は特になし」

このように、解剖に関する情報が簡潔に記されている。

9時を回ると、遺体を積んだ警察車両がやってきて、1階にある解剖室の外に設置されたベルを鳴らす。これを合図に、11階にある法医学教室から解剖室へと向かう。

この日は、1日で3件の解剖予定が入っており、研究室は朝からバタついていた。

朝は快晴だったが、午後4時過ぎにようやく3件目の解剖に取りかかる頃には、なにやら空模様が怪しくなってきた。

「16時から。60代の女性。自宅の廊下で亡くなっているところを長男が発見。既往症は特になし」

3人目は60代の女性か……解剖予定の札を思い返しながら、解剖室に運ばれてきた遺体と対面した。松本華代《かよ》さん（仮名）、61歳。長男家族と同居していた家の廊下で、前日の夕方に倒れて亡くなっていた。

聞けば、珍しく夕食前に入浴したあと、自室のある2階に上がろうとしたところ、何かしらの原因で倒れてしまったらしい。右後頭部には、階段の段差部分とぶつかってできた傷があった。傷口の幅は2センチほどで、一文字にパックリと割れている。松本さんの頭部の下には、小さな血だまりができていたという。

いつものように体にメスを入れ、臓器を一つひとつ取り出していく。松本さんの心臓に異常は見つからない。その間、補助役の女性スタッフが脳の確認のために頭蓋骨を開けていく。いつもならそこからすぐに脳を取り出すのだが、彼女の手が止まった。

「先生、こちらを見ていただけますか?」

見ると、頭蓋骨の中にある脳の表面が、赤くなっている。脳の表面を覆う薄い透明な膜の下で、出血が起きていたのだ。

すでに書いたように、この膜はくも膜と呼ばれている。松本さんは、くも膜下出血を起こしていたということになる。脳を取り出して見ると、やはり、脳の下のほうの動脈にできていた小さな瘤《こぶ》が破裂している。

くも膜下出血が起こったのが、頭を階段で打つ前だったのか、あとだったのかはわからない。いずれにしても、彼女の死因はくも膜下出血だ。

「またか……」

私はそうつぶやいていた。

case:
19 解説
同じ日に同じ死因が重なる不思議 人間の〝原始的反応〟が招く死がある

死因：くも膜下出血

実はこの日、私はもうひとり、くも膜下出血で亡くなった人を解剖していた。朝9時30分から最初の解剖で向き合った50代の女性だ。札に書かれていた通り、彼女もまた、これといった既往症はなかった。前日に自宅のリビングで倒れて亡くなっていたところを母親が見つけた。

私たちは解剖をする時、体の外側から内側へと進めていく。体の外側に傷ができていれば、まずはそれを文字と写真画像で記録する。外側の観察が済んだらメスで皮膚を切開し、皮下組織や筋肉、そして臓器へと観察を進める。臓器の観察にも順番があって、たいていの場合、まずは腹の臓器、胸の臓器を見てから、脳へと移っていく。

この50代の女性は、心臓が少し大きくなっていた。平均より重みがあり、筋肉も厚い。特に既往症の情報は聞いていなかったが、彼女は血圧が高かったに違いない。高血圧になると、心臓は血液を送り出すためにより大きな力が必要になり、心筋は厚くなり、心臓も肥大化する。

彼女のそれ以外の臓器には、目立った異常は見つからなかった。

次に頭蓋骨を開けたところで、脳の異変に気づいた。松本さんと同じ、くも膜下出血だった。くも膜下出血は、脳の上側ではなく、下側にある動脈瘤が破裂して起こる。彼女の脳を取り出してみると、脳の底にある動脈に、5ミリほどの膨らんだ箇所が確認できた。第1章で触れた通り、高血圧の人はくも膜下出血のリスクが高まる。因果関係が疑われた。

毎日解剖をしていると、同じ日に同じ死因で亡くなった遺体が運ばれてくるケースが時々起きる。心筋梗塞で亡くなった人が続けて運ばれてきたことが何度かあった。めったにない乳児の解剖を、その日に限って2人続けて行ったこともある。

病気の発症には天気や温度、湿度といった環境も深く関係している。気管支喘息の発作《ほっさ》が、天気と関係があることはよく知られている。台風が来ると喘息の症状が増える。気圧の変化が発作に関係しているらしい。

この日は、くも膜下出血が起きやすい条件が何かしら揃っていたのかもしれない。

高知大学が実施した興味深い調査がある。くも膜下出血を起こした715人を対象に、どのような気象条件がくも膜下出血を引き起こすか、分析したものだ。その調査によれば、前日の最高気温から当日の最低気温への気温降下が大きければ大きいほど、くも膜下出血が引き起こされやすかったという。なんとなく「寒い日」に発症しやすいイメージがあるかもしれないが、平均気温より低いかどうかは関係なかったという。通常、大きな気温降下は真夜中から早朝にかけて起こるため、「朝の冷え込み」がくも膜下出血を引き起こす可能性がある、と分析されている。

同調査によると、この「朝の冷え込み」によってくも膜下出血が引き起こされるのは、65歳以上の高齢者よりも、65歳未満の人に多かった。65歳以下は仕事を持ち、早朝から活発に活動する人も多い。加えて、その時間帯にコーヒーを飲んだり、通勤で体力を消耗したりする。コーヒーなどに含まれるカフェインの摂取や激しい運動で血圧が上がれば、くも膜下出血の引き金になりえる。気温の急な変化が起きると、日常的なちょっとした行動でも、くも膜下出血を引き起こす可能性がある。

案外、人の体というものは、周囲の環境からさまざまな影響を受けているのである。

私たちは、着るものや冷暖房器具により、自然環境から我が身を守る術を手に入れてきた。だが、そういった便利なものがなかった時代を体はしっかりと覚えている。人は頭では環境をコントロールしているつもりになっていても、体のほうは昔のまま、環境に適合するような記憶が残っている。周りの気温や湿度、気圧などの環境の変化を人は敏感に感じ取って、体が反応している。それが時として、死を招く要因となっているのではないか、と私は考えている。

case:
20

夫とふたり暮らしの自宅で見つかった腐敗が進んだ妻の遺体

女性76歳　亡くなった場所：自宅の居間

連日35度を超える酷暑日が続き、勤務先の兵庫医科大学の最寄り駅から、毎日汗だくになって出勤していたある夏の日のこと。

朝、急な解剖依頼が届き、午後に解剖することになった。

遺体は、自宅の居間で倒れて亡くなっていた70代の女性だという。

「熱中症で亡くなられたのかな……」

そう想像しながら遺体の到着を待った。

解剖台の上の女性は荒川初美《はつみ》さん（仮名）、76歳。子供はおらず、78歳になる夫とふたり暮らしだった。日常的な飲酒習慣はなく、精神科の通院歴なども確認されていない。熱中症との関連を確認するため、エアコンの有無を警察に尋ねたところ、自宅にはいくつか付いているとのことだった。

運ばれてきた荒川さんの遺体は、かなり腐敗が進んでいた。死後1週間程度は経っているだろう。慣れているとはいえ、その独特の腐敗臭は強烈なものがある。

荒川さんの体には特に目立った外傷がなかったため、この時点では熱中症で亡くなった可能性も否定しきれない。高齢者特有の節約志向から、エアコンはあっても使っていなかったことも考えられる。

解剖を始めると、内臓もまた腐敗がかなり進んでいた。臓器はどれも軟らかくなり、膵臓などは一部が溶け出してしまっている。一方で、心臓や肺にはこれといった異常は見つからなかった。

腐敗の程度から死因の特定が困難に思われたその時、技術スタッフがあるものを発見した。

「血腫があります」

頭蓋骨を開けていた医師は、すでにドロドロに溶けてしまった脳の組織の中に、赤っぽい血のかたまりを見つけていた。

これで死因は明らかだ。「脳出血」。彼女は脳内で出血したあとに倒れ、そのまま息を引き取ったのだ。

case:20 解説

認知症と老老介護にまつわる死が大きな問題になりつつある

死因：脳出血

荒川さんは夫と同居していたのにもかかわらず、なぜ遺体が1週間も放置されてしまったのか。

実は解剖が始まる前、解剖に立ち会う警察官から、荒川さんには「精神科家族歴」が「あり」と伝えられていた。精神科家族歴とは、なんらかの精神疾患を持つ家族がいるか否かを示している。彼女の場合、78歳の夫に認知症が認められていたという。認知症もまた、精神科で扱う疾患に含まれる。

荒川さんの遺体を発見したのは、2週間に1度訪問していたホームヘルパーだったそうだ。前回訪れた際、荒川さんはいつもと変わらず元気にしていたが、それから半月もまたずに亡くなってしまったことになる。

ヘルパーが床に倒れた荒川さんを見つけた時、夫はその横でソファに座り、ぼんやりとテレビを見ていたという。妻が息を引き取ったことを理解できず、救急車を呼ぶという判断力すら失われていたのだろう。もしかしたら、寝ていると思っていたのかもしれない。

荒川さんの事件には、夫の「認知症」と「老老介護」という2つの問題が含まれている。荒川さんのケースは反対だったが、昨今増えつつある認知症の死においては介護者よりも患者本人の死が多く見られる。

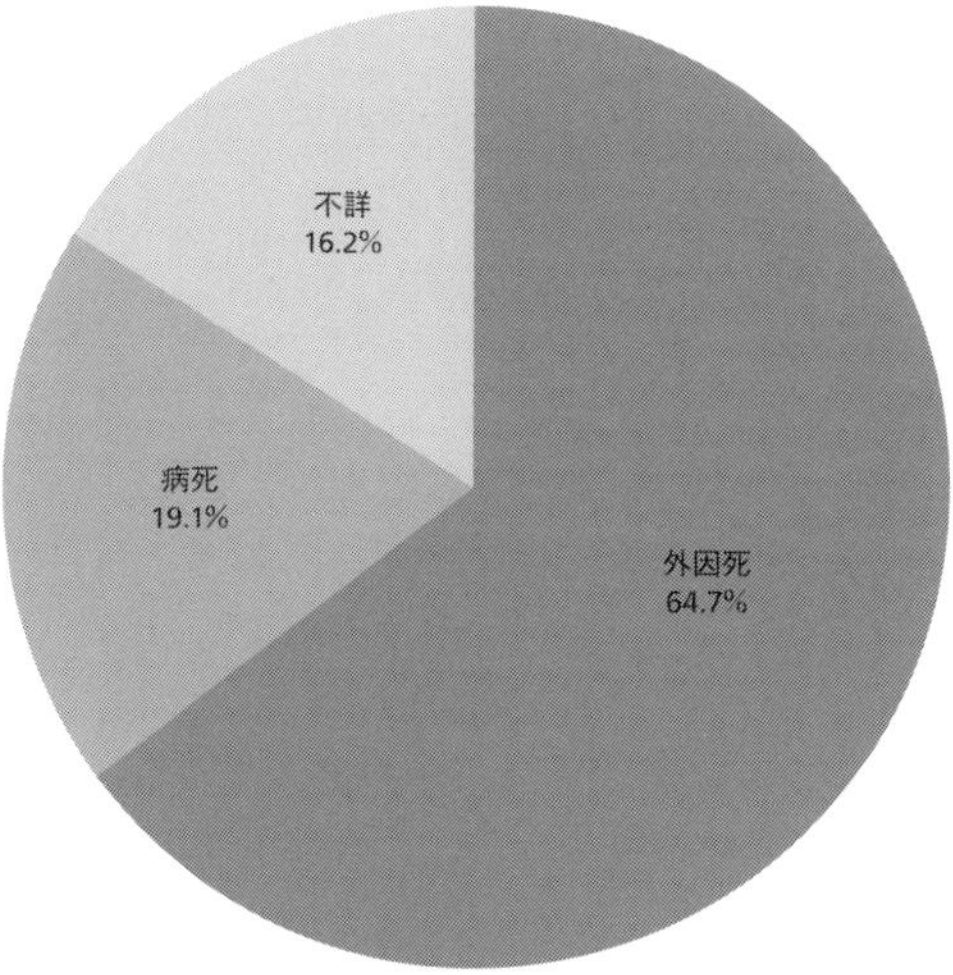

［解剖した認知症患者の死因の内訳］
兵庫医科大学09～15年調べ

認知症は行方不明中の「外因死」が多い

私たちの法医学教室では、これまで1438の解剖例中の68例（2009～2015年）に認知症が確認されている。認知症を患っていた方の頭蓋骨を開けると、通常の人よりも明らかに脳が縮んでいる。そのため、頭蓋骨と脳の間にある隙間が妙に広く見えるのだ。

私たちが手がけた認知症患者の解剖における死因をまとめたところ、外因死が64・7％でもっとも多く、行方不明中に道に迷ってしまい、死に至ったケースがほとんどだった。転倒や転落、溺死、凍死、中には焼死体で見つかった例もあった。

高齢化社会が進む日本では、認知症や老老介護はますます大きな問題となる。

内閣府の試算によると、2012年に462万人いた認知症患者は、各年齢の認知症有病率が一定だった場合でも、2020年に602万人、2040年に802万人、2060年に850万人と大幅に増加する（「平成29年版高齢社会白書」より）。これに伴い、老老介護で伴侶の面倒を見る人たちも間違いなく増えるはずだ。それがどれだけ大変なことかは、解剖の現場で何度も「老老介護の末の死」を見てきた私にはよくわかる。認知症の妻の入浴を手伝ううちに、浴槽に落ち、自分だけ溺れ死んでしまった高齢男性もいた。どうしてそうなったのかはわからないのだが、湯船に沈んだ男性の上に妻が重しのように乗った状態で発見された。

公的な介護サービス、子供や親類との定期的な連絡など、高齢者自身が孤立しないために自衛手段を元気なうちから考えておく必要があるだろう。

第5章

自殺の死

生きたい。

読者の皆さんを含め、多くの人はそう思っているはずだ。だが、私は「死にたい」という強い意思をもって亡くなった人と、解剖を通じて何人も出会ってきた。

20世紀の終わりから21世紀の初めにかけ、日本人の自殺者数は高止まりが続いた。日本では1998年に、統計開始以降初めて年間自殺者数が3万人を突破。警察庁の統計によれば、2003年には年間自殺者数が3万4427人と統計上最多を記録し、日本は「自殺大国」とも呼ばれるようになった。

その後、自殺者数は徐々に減少し、2018年には年間自殺者数が37年ぶりに2万1000人を下回ったが、依然として、1日あたり50人以上が亡くなっている。

大学の法医学教室では、自殺遺体を解剖することは数としては多くない。犯罪に関係のない遺体の死因究明を目的とする監察医がいる地域（東京都23区、大阪市、神戸市）については、感染症の有無など公衆衛生のために監察組織で解剖されることもある。しかし、それ以外の地域では、状況証拠などから自殺とわかった場合、解剖自体がほとんど行われていない。

我々、法医解剖医のもとに運ばれるのは、遺書がなく、自殺かどうかはっきりしないケースが大半だ。私たちの法医学教室で調べたところ、全解剖症例に占める自殺症例の割合は、8・9％（2179例中の193例。1989〜2008年）だった。そのうち、女性が占める割合は34％で、男性のおよそ2分の1程度である。

警察庁がまとめた「平成30年中における自殺の状況」を見ても、2018年の全自殺者数2万840人のうち、女性は6550人。男性の1万4290人と比較すると2分の1程度となっている。

諸外国でも自殺率は男性のほうが高い国がほとんどだが、日本の特徴として女性の自殺率が高いことが挙げられる。

2018年に世界保健機関（WHO）が発表した統計によると、日本（2015年時点）は総数で見た時、世界で9番目に自殺率の高い国だ（先進国G7の中では1位）。これを男女別に見ると、男性が15番目なのに対し、女性は4番目に位置している（厚生労働省「令和元年版自殺対策白書」より）。

微増ながら増加傾向にあるうち、気になったのは、20代と40代女性の自殺だ。「平成30年中における自殺の状況」を見ると、2017年と2018年とでは20代女性が689人から732人に、40代が1084人から1094人に増えている。同統計で気になったのは、20代女性の自殺理由として「経済・生活問題」が33人から53人に、「勤務問題」が64人から80人に増えていることだ。働く女性が増えた反面、不安定な非正規雇用、低賃金、ブラックな職場環境が、立場の弱い若い女性を追い詰めてはいないか。働き方改革など、耳ざわりのよい言葉の裏で苦しんでいる人たちがいる気がしてならない。

日本人女性の自殺については、かつてより高齢者の数が多いことが特徴として挙げられる。厚生労働省の「令和元年版自殺対策白書」によると、この20年で60歳以上の自殺率は半減しているものの、男女比を見ると60代で男性68・3%・女性31・7%、70代で男性63・8%・女性36・2%、80歳以上で男性58・3%・女性41・7%と年齢が上がるほど女性の比率が上がっていく。男性では50代の自殺者数がもっとも多いが、それと比較すると女性は高齢者、特に70代の自殺が多く見られた。

自殺の原因は、20歳未満の男性を除き、男女共すべての年代で「健康問題」が圧倒的に多い。特に70代がもっとも多く、病気を苦にして自ら命を絶つのはこの年代がピークであることがわかる。これが80歳以上になると低下していく。

60歳以上に絞ると、「健康問題」に続き「家庭問題」が続く。年老いていく中で、夫婦や家族との軋轢《あつれき》や不和が生まれるのだろう。

男性の60代と70代では「経済・生活問題」の割合も高いのだが、女性は60代以上ですべて「家庭問題」が自殺理由の2番目に位置している。母や妻としての役割を終える中で、孤独感が高まり、精神的な健康を損なう人が多いのではないか。そんな疑念が湧いてくる。

実は、自殺者のおよそ7割には同居者がいる（警察庁「自殺統計」より）。第3章で触れた「孤食」の問題もそうだが、夫婦や家族で同居しているためにかえって顕在化する孤立感や疎外感もある。あるいは、認知症や介護などにより、身内であるがゆえの解消しようのないフラストレーションが溜まっている現実があるのかもしれない。

自殺とは、自らの手で命を終わらすことだ。物理的にも精神的にも、最後の一歩を踏み出す大きなエネルギーが必要になる。

自殺した人の体には、自殺した痕が残されている。首を吊ればその痕が首に残るし、胸を包丁で刺せば刺し傷が残る。胸を刺して自殺した遺体には、多くの場合、何度かためらった傷（逡巡創《しゅんじゅうそう》）が残されている。1回で胸を刺し貫くことなど、なかなかできることではない。

胸にできたためらい傷は、最後の奮闘の痕でもある。その傷は、死のうとした苦悩の深さを物語っている。生半可な気持ちでは死ぬことなどできない。

そこには、自分の人生の選択として「死にたい」と願った、その人の生き様が見てとれる。私は、自ら死を選んで亡くなった人を非難することはできない。

データで見る「自殺の死」

[表5-1] 自殺者数の年次推移

警察庁「平成30年中における自殺の状況」より

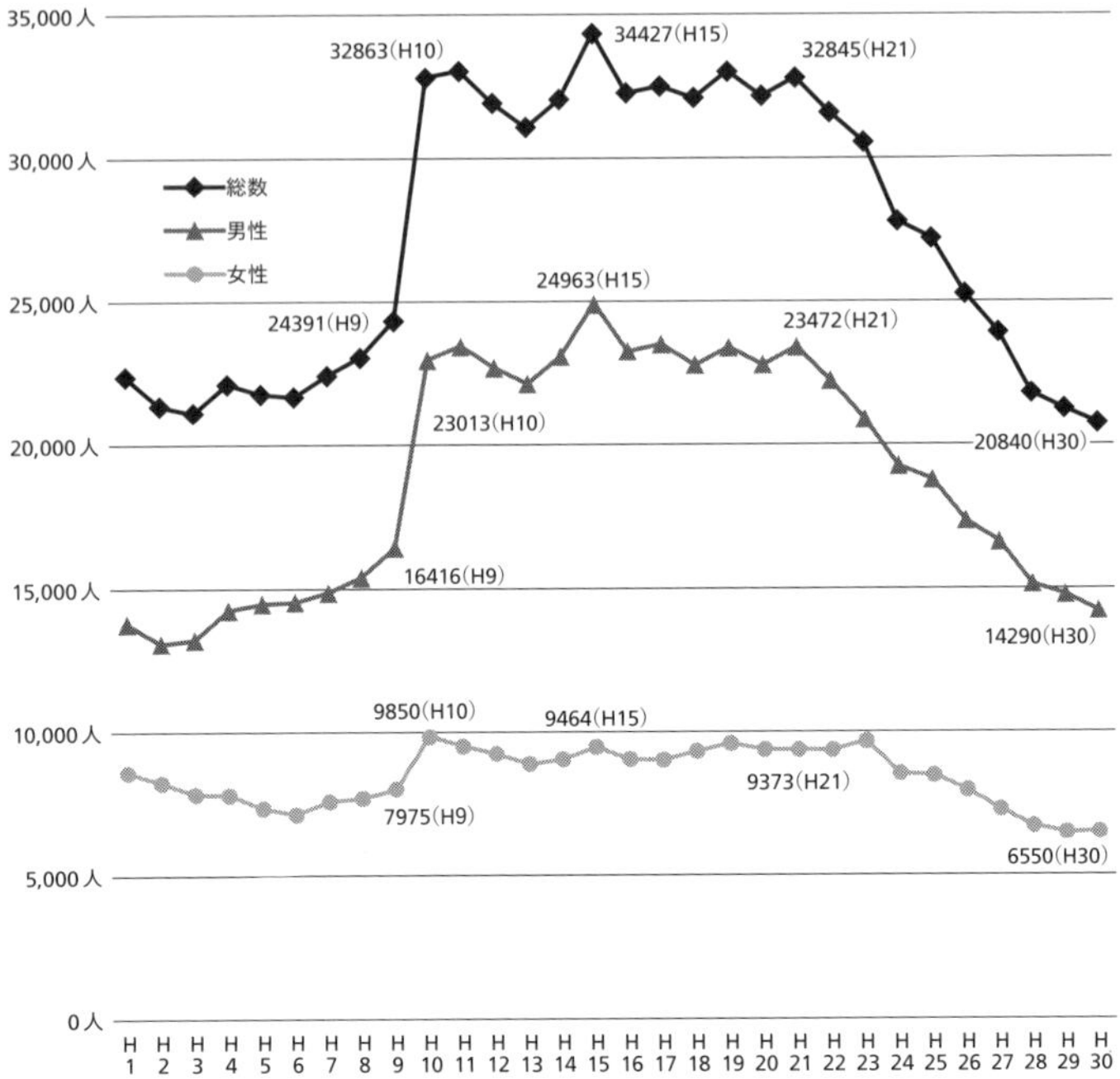

日本人の自殺者数はこの10年ほど減り続けている。それは喜ばしいことだが、それでもいまだ2018年の1年間で6550人、毎日1・8人の女性が自ら命を絶っている。この10年間で男女を比較すると、男性の自殺者が約4割減少する一方、女性のそれは約3割減にとどまっている。今後、日本社会の高齢化がさらに進むことを考えると、高齢者の自殺を防ぐための対策が急務になるのではないだろうか。

［表5-2］年齢階級別、原因・動機別女性自殺者数（2018年）

警察庁「平成30年中における自殺の状況」より。「年齢不詳」を除く

（人）

	～19歳	20～29歳	30～39歳	40～49歳	50～59歳	60～69歳	70～79歳	80歳～	合計
家庭問題	50	93	136	231	215	179	172	154	1231
健康問題	71	331	415	641	719	718	782	655	4,333
経済・生活問題	4	53	39	89	94	77	53	25	434
勤務問題	4	80	51	49	56	12	1	0	253
男女問題	29	101	53	53	21	3	0	1	261
学校問題	69	41	0	0	0	0	0	0	110
その他	21	33	38	31	30	32	47	67	299

［表5-3］配偶関係別の女性の自殺死亡率（人口10万人あたり）の状況

厚生労働省「令和元年版自殺対策白書」より

（%）

年齢階級	総数	20歳代	30歳代	40歳代	50歳代	60歳以上
総数	10.7	9.5	8.7	10.1	12.3	12.2
有配偶者	7.9	4.2	4.2	6.4	9.4	9.8
未婚	11.7	10.8	14.6	16.1	22.4	14.6
死別	14.9	－	62.5	22.0	15.8	14.7
離別	25.8	43.5	32.6	28.3	24.1	22.2

case:21

60キロのコンクリート製の蓋を外し庭の井戸に飛び込んだ老女

女性90歳　亡くなった場所：自宅の庭にある井戸

あなたがもし、自殺しなければならないような状況に立たされたとして、どんな方法を思い浮かべるだろうか。

首を吊る。飛び降りる。心臓を刺す。入水する。

さまざまな方法が思い浮かぶだろうが、もしも自分が90歳になっていたとしたら、そのうちいくつが実現できるだろう。

90歳の八嶋たえさん（仮名）は、自宅の庭にある井戸に飛び込むことを選んだ。

八嶋さんは元気なおばあちゃんだったようで、「まだ自分でなんでもできるから」と、ひとり暮らしを続けていたという。息子さん家族はそんな八嶋さんの意思を尊重し、近くに住んで時々様子を見に訪れていたそうだ。

八嶋さんの自宅に荒らされた痕跡はなく、物取りなどに殺された可能性は低かった。ただ、警察にはどうしても気になる点があった。その井戸には、普段コンクリート製の蓋《ふた》がされていた。この蓋は重さが60キロほどあったというのだ。もし自殺ならば、卒寿《そつじゅ》を迎えたおばあちゃんがひとりで60キロものコンクリートのかたまりを動かしたことになる。

八嶋さんの体重はせいぜい40キロ程度だ。自分より1・5倍も重いブロックをひとりで動かせるのか。本当は、誰かが自殺に見せかけて八嶋さんを殺害したのではないか。警察はその疑いをぬぐい切れず、解剖に回すことにした。

解剖を始めると、手のひらに擦りむいた傷痕が残っていることに気がついた。小柄なおばあちゃんが、ひとりで重いコンクリートブロックと格闘した痕なのだろうか。

臓器を取り出して観察を進めると、肺に「溺死」の所見が確認された。八嶋さんは井戸に落ちたあと、下に溜まった水を飲んで亡くなったことになる。ただ、これだけでは彼女が自ら飛び込んだのか、誰かに突き落とされたのかを区別することはできない。結局、解剖結果だけでは、自殺か他殺か判断することはできなかった。

遺書は残されていなかったが、その後の捜査で、八嶋さんが阪神・淡路大震災に被災し、家が傾いたことにひどく落胆していたことがわかった。たびたび「生きていてもしょうがない」と周囲に洩らしていたという。

警察は他殺の可能性はないと判断し、「自殺」の死としてこの事件は幕を閉じた。

case:21 解説

女性の自殺からは男性よりも明確な〝意思〟が見える

死因：溺死

これまで、私が所属する兵庫医科大学の法医学教室で解剖した自殺症例のうち、3割以上が「絞頸《こうけい》（縊頸《いけい》）」、つまり首を吊るなど頸部を圧迫して窒息死したケースだった。ほかに、「飛び降り」（約15％）、「自傷」（約12％）、「焼身」（約10％）、「服毒（薬）」（約10％）、「交通機関」（約7％）、「中毒」（約3％）、「溺水」（約2％）と続いている。

厚生労働省の「令和元年版自殺対策白書」を見ると、自殺の手段として圧倒的に多いのは男女共に「首吊り」だ。やはり、人間は自らの肉体が破壊されるような死に方は本能的に避けるのかもしれない。女性を見ると、「首吊り」が59・3％、次いで「飛び降り」（13・8％）、「入水」（6・1％）となっている。男性の場合は「首吊り」67・6％で、「飛び降り」（9・4％）、「練炭等」（8・7％）と続く。

女性高齢者の自殺手段を年代別に見ると、60代では「首吊り」が58・5％、「飛び降り」が

[年代別女性の自殺の手段]

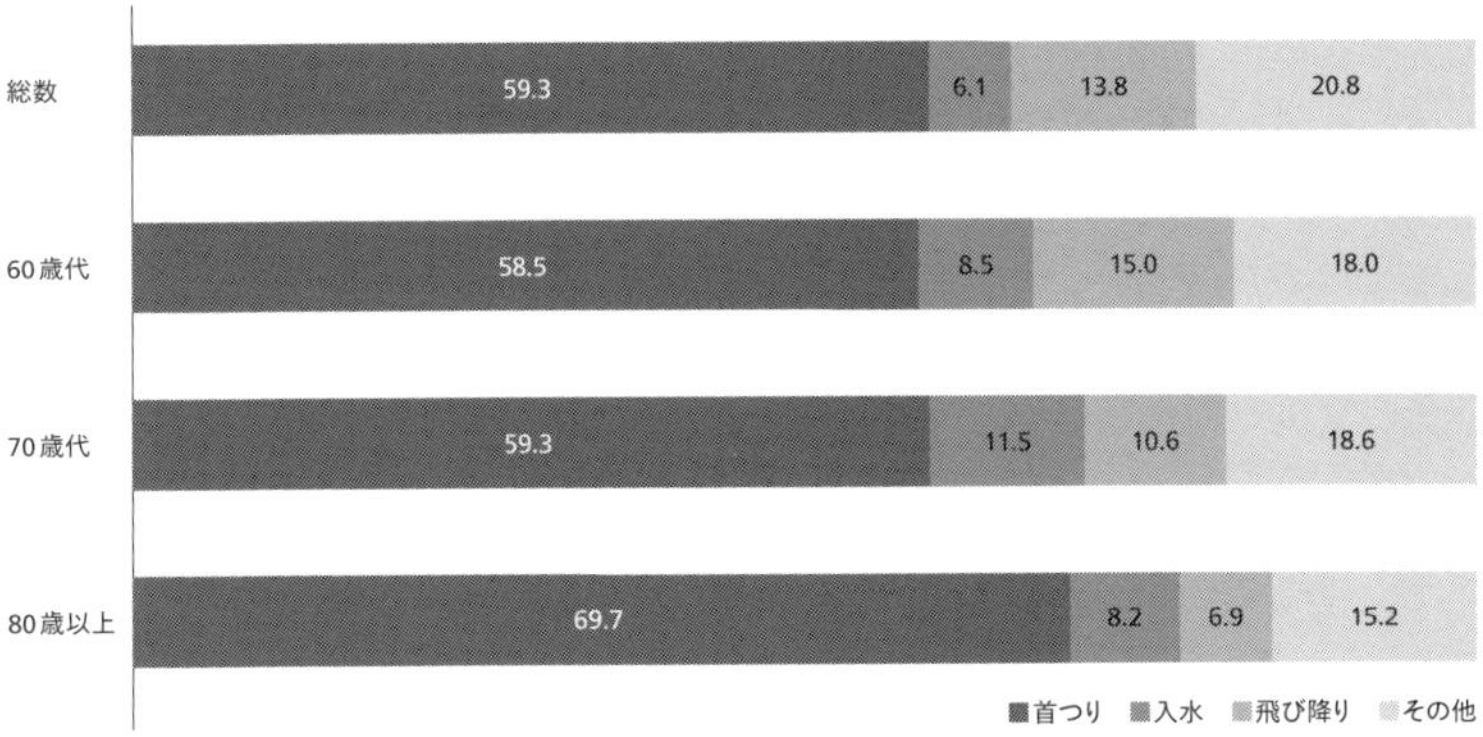

厚生労働省「令和元年版自殺対策白書」より

15%、70代では「首吊り」が59・3%、「入水」が11・5%、80歳以上では「首吊り」が69・7%、「入水」が8・2%となっている。70代以上になると入水が増えるのは、特別な道具や力を必要としないことも関係しているように思う。

一方で「火事場の馬鹿力」という言葉があるように、私たちはいざという時、信じられないエネルギーを発することがある。八嶋さんは、残された生命力のすべてを込めて、重いコンクリート製の蓋を動かしたのかもしれない。

借金で追い込まれて自殺するのは男性

運ばれてきた八嶋さんの顔は傷もなく、きれいな死に顔だった。90歳なのだから、そう遠くない未来に死を迎えただろう。今、自殺しなくてもよかったのに……とも思ってしまう。しかし、彼女にとって家族との思い出が詰まった自宅が傾いたことは、築いてきた人生が壊されるような悲しい出来事だったのではないか。だからこそ、愛する自宅にある井戸に飛び込み、人生に幕を引くという選択をしたように思えたのだ。

八嶋さんのケースもそうだが、男性と比べると女性のほうが自ら決断して死を選んだ、という〝意思〟がはっきりと見えることが多い。ある年末に橋の上から川に飛び込んだ中年男性を解剖した際、少々驚かされたことがある。担当の警察官に聞いたのだが、彼が橋の上に残したカバンの中から出てきた手帳を開くと、12月のページに年末ジャンボ宝くじが数枚挟まっていた。手帳には、12月の頭から30日にかけて、毎日日付の上に「×印」が荒々しく記されていた。どうやら、指折り数えて宝くじの抽選日を待っていたようだ。男性は多額の借金を背負っており、年末ジャンボに最後の望みを託していたのだろう。

ギャンブルや消費者金融への借金で首が回らなくなり、自ら命を絶った遺体と何度か出会ってきたが、すべて男性だった。「破滅的な生き方」といえばいいのか、後先を考えずに金を借り、追いつめられて自殺してしまう。そこからは、死者の明確な意思は見えてこない。

解剖室で向き合った90歳の八嶋さん。その安らかな表情を見て「おばあちゃんの死に方は悪くなかった」と、私は思った。

case:
22

深夜、道路上で息絶えていた若い女性を追い込んだ苦悩

女性27歳　亡くなった場所：道路

女性の背中には、四角い形をした擦過傷《さっかしょう》が3個並んでいる。傷は赤黒く、彼女の白い皮膚に〝刻印〟がされたかのようだった。

四角形の一辺の長さは3センチほどで、もう一片は5センチ程度。その四角い傷が、1センチ間隔で均等に並んでいた。

私は彼女の傷の形を記録するため、透明なビニールを皮膚に密着させ、その上から傷の輪郭に沿って黒色のマジックを動かしていった。

橋川茜《あかね》さん（仮名）、27歳。片側2車線の道路の真ん中に倒れて、亡くなっていた。

彼女を発見したのは、偶然現場を車で通りかかった男性だった。深夜1時頃のことで、通報を受けた警察が駆けつけた時、橋川さんはすでに息を引き取っていた。

深夜のため現場を通った車両は少なく、有力な目撃情報がない。遺体の検視をした警察は、

「ひき逃げ」を疑い、解剖することに決めた。「被疑者不詳の道路交通法違反被疑事件」として、扱われることになったのである。

私が確認していた橋川さんの背中の傷は、「タイヤ痕《こん》」と呼ばれるものだった。車が人の体の上を通過すると、皮膚の上には接触したタイヤの溝の形が記録される。私が背中の傷をマジックでなぞっていたのは、その溝を確認するためだ。ひき逃げ事件だった場合、このビニールに記録された形とひいた車のタイヤの溝が一致すれば、捜査の大きな手がかりとなる。

橋川さんの解剖を進めていくと、彼女の肋骨が何本も骨折していることがわかった。心臓を取り出す際、ごくわずかにしか血液が流れてこない。普通ならば300ミリリットルは流れ出てくるはずだが、肋骨が骨折した際にほとんど出血してしまったのだろう。死因は、「肋骨多発骨折による失血死」で間違いなかった。

もし、彼女が交通事故に遭って亡くなったのだとすれば、もうひとつ残されているべき印がある。それは、「バンパー創《そう》」と呼ばれる傷痕だ。

車が人と衝突する際、まず車の先頭部分にあるバンパーが体に当たる。この接触によってできる傷が、バンパー創だ。たいていの場合、立った状態で衝突するため、その傷は膝のあたりに残される。その位置によって車高の高さを確認するのにも役立つ。

橋川さんの解剖の際も、私は彼女の膝のあたりを確認した。ところが、バンパー創がどこにも見当たらない。これは、車と衝突することなく、ひかれたことを示唆している。例えば、深夜、酒に酔って道路で寝込んだ人がひかれたケースなどで起きる。ドライバーもまさか道路に人が寝ているとは思わないので、ブレーキをかけても間に合わず、そのまま踏みつけてしまうのだ。

その後の警察の捜査によって、橋川さんは車にひかれる前、発見された道路の上にかかった陸橋から飛び降りていたことが判明した。この事故の直前、彼女は同棲していた交際相手とケンカをして、家を飛び出していた。発作的なことだったのか、遺書もなかった。

陸橋から飛び降り、倒れていたところを車にひかれた。それが、彼女の身に起きたことだった。

case:
22 解説

精神疾患の有無と死因について調べると「自殺」の割合が高くなる

死因：肋骨多発骨折による失血死

橋川さんの遺体は「タイヤ痕はあったのにバンパー創がなかった」という点のほかに、特徴が2つあった。

ひとつは、彼女の太ももにある太腿骨が両足ともポキリと折れていたことだ。

太腿骨というのは太い骨で、同時にその両方の骨が簡単に折れるようなことはない。仮にひき逃げ犯が「40キロで走行していた」と話していたとしても、被害者の両足の大腿骨が折れていたら、その供述はにわかには信じがたい。それが、橋本さんの場合、両足とも見事に折れていた。相当に強い力が骨に作用したはずで、当初は車のタイヤに踏まれて折れたのではないかとも考えた。しかし、太ももの外表にはどこにもその痕はなかった。

最初に橋川さんの外表について記録していた際、気になることがあった。彼女の両足のかかとに打撲の痕があったのだ。両かかとが、何かと強くぶつかった痕跡だった。

［精神疾患の有無別自殺の方法］

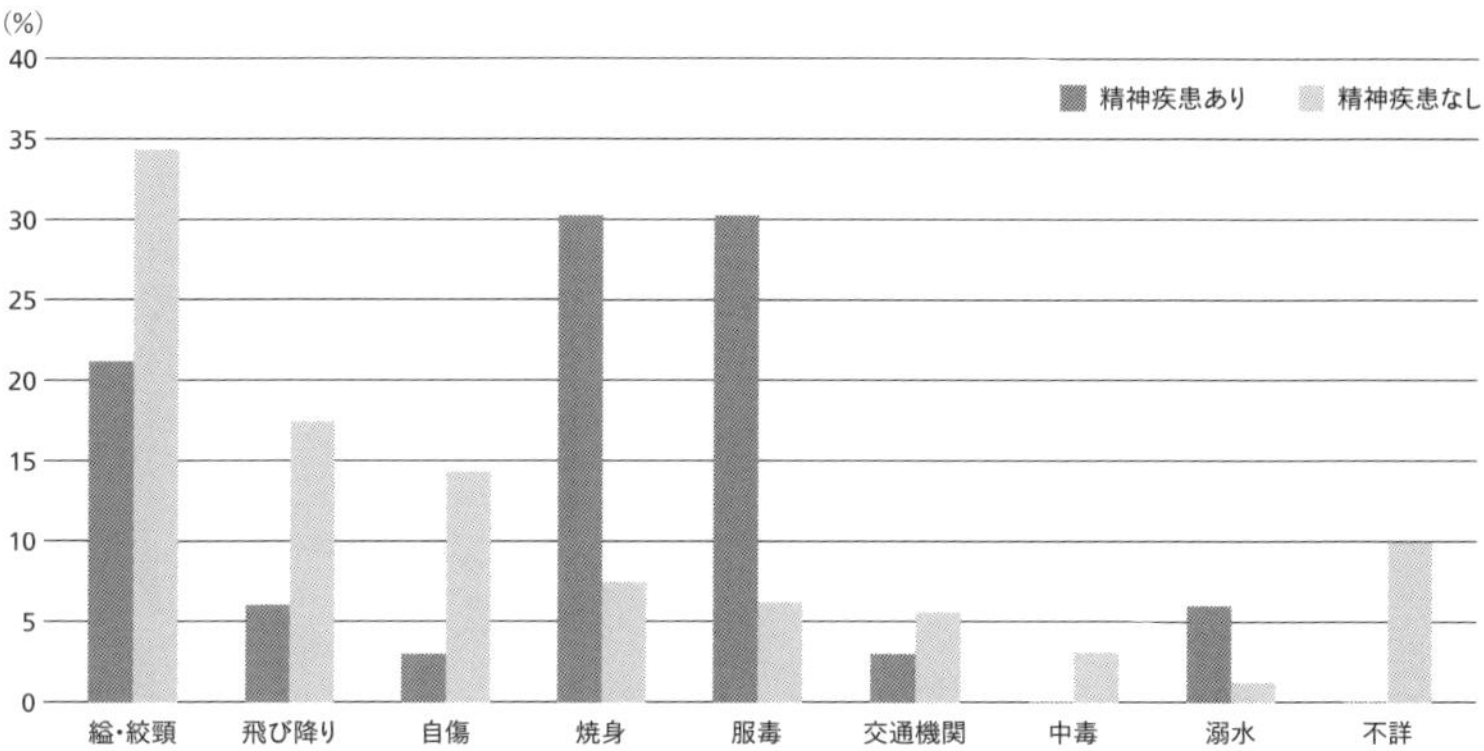

兵庫医科大学89～08年調べより

私の頭に、ある予測が浮かんだ。陸橋から飛び降りた橋川さんは足から道路に落ちていった。最初、路面にかかとを強く打ちつけたため、頭のほうに向かって強い衝撃が走った。かかとから垂直方向に大きな力が働いたことで、その力が太腿骨に伝わったのだ。大腿骨の上部先端は球状で、骨盤にはまり込むような形でつながっている。そのため衝撃が逃れることなく大腿骨に強い負荷がかかり、途中でポキンと折れてしまった……。

そして、もうひとつが胸腔内に溜まっていた血液だ。橋川さんが亡くなった原因は肋骨骨折による失血死だった。これは、彼女が地面に落ちて倒れた時、まだ生きていたことを証明している。死んだ人の心臓は止まっているので、肋骨を折っても出血しない。

陸橋から飛び降りた彼女は大腿骨が折れ、路上に倒れ込んだ。そこを通りかかった車にひかれたことで、肋骨が折れ、失血死に至った――。

これが、私がたどり着いた答えだった。橋川さんは精神的な問題も抱えていたという。職場の人間関係に悩み、うつ病に悩んでいた。彼氏とのささいなケンカでも、弱った心にはダメージが大きく、突発的に陸橋から飛び降りてしまったのかもしれない。

「焼身」「服毒」による自殺が30%

私たちの法医学教室では、解剖の際、精神疾患の有無と死因についてデータを取っている。自殺でいえば、精神疾患を患っていない人の中では死因の約2%でしかないが、患っていると約12%に跳ね上がる。さらに「うつ病」を患っていた人では自殺は死因の23%、「統合失調症」では10%、「認知症」では4%、「アルコール依存症」では2%となっている。自殺の手段を調べてみると、精神疾患を持たない人では「絞頸（首を絞める）」が30%以上でもっとも多かったが、精神疾患のある人では、「焼身」「服毒」がそれぞれ30%で最多だった。精神的に病むと、ちょっとしたことが引き金になり、衝動的な行動を起こしてしまう傾向がある。焼死という死に方を決断するには相当の覚悟と決意が必要なはずだ。

周りにとっては「何をおおげさな」と思うような言動でも、本人からすれば、死を決断せざるをえない傷になりうる。周囲の人は、そのことを頭に入れておいてほしい。

case:
23

いじめを苦にマンションから飛び降りた少女の悲しみ

女性12歳　亡くなった場所：自宅マンションの敷地内

女性に限った話ではないが、「孤独」はコミュニティの中にいる時にこそ顕在化する。そして、そのコミュニティは、決して家族だけとは限らない。学校や職場、時には家族の中にいても孤立し、孤独を感じる人はいるだろう。

もちろん、孤独を愛する人もいる。それはその人の生き方だ。だが、輪の中に入りたくても入れなかったのだとすれば、精神的なダメージは蓄積していく。

特に、学校というコミュニティが中心にある10代の子供たちにとって、そこから排除される苦しみはとてつもなく大きい。

米村葵《あおい》さん（仮名・12歳）は、中学に上がってからクラスでいじめに遭っていた。小学校までは活発で友だちの多い女の子だったが、進学後、クラスで仲間外れにされてしまい、悩んでいたという。米村さんの遺体が自宅マンションの敷地内で発見されたのは、彼女が13歳の誕生日を迎えるわずか1週間前のことだった。

米村さんの解剖を始める時点で得られていた情報は、ごくわずかだった。遺書はなく、誰かに突き落とされた可能性も否定しきれなかったため、「被疑者不詳の殺人被疑事件」として司法解剖されることになった。

解剖の結果、肋骨が複数骨折しており、死因は失血死だったと判明した。解剖後の血液検査でも、睡眠薬など薬物成分は検出されなかった。

米村さんが飛び降りたのは、マンションの11階だった。高所からの飛び降りや自動車との衝突などで体に大きな外力が作用すると、遺体の損傷は激しくなる。頭なら頭蓋骨、胸なら肋骨、腰なら骨盤骨と、接触面に程度の著しい骨折が多数生じることも珍しくない。同時に、脳破裂や心臓破裂、肋骨多発骨折などを起こしていることもある。

米村さんの場合も、肋骨骨折と合わせて、頭蓋骨骨折が確認された。頭部を強く打った証拠だ。同時に、骨盤にも骨折が確認された。死因については、「肋骨多発骨折による失血死」で亡くなったと判断した。

case: 23 解説

自殺した遺体を前に考える抱えていた苦しみの大きさ

死因：肋骨多発骨折による失血死

米村さんがいじめに遭っていた、と私が知ったのは解剖後のことだった。

２０１８年は、19歳以下の自殺者数が前年比32人増の５９９人（構成比：２・９％）で、１９７８年に統計を開始して以降、最悪となった（厚生労働省「令和元年版自殺対策白書」より）。未成年の自殺の原因・動機は「学校問題」が最多で、男性では約４割にものぼったという。

文部科学省によれば、２０１８年度の小・中・高等学校及び特別支援学校におけるいじめの認知件数は、54万３９３３件（前年度は41万４３７８件）と、前年度より13万件近く増加したという。学校別に見てみると、その認知件数は、小学校42万５８４４件（前年度31万７１２１件）、中学校９万７７０４件（前年度８万４２４件）、高等学校１万７７０９件（前年度１万４７８９件）、特別支援学校２６７６件（前年度２０４４件）だった。

そして、警察庁によれば、この年の学校別の自殺者数は、小学生が７人、中学生が１２４人、高校生が238人、大学生が336人、専修学校生などが107人だったという。多感な年頃の若者にとって、学校でのトラブルは彼らの世界のすべてを崩壊させかねない。

「いじめ」は子供だけの問題ではない。2019年10月、神戸市立東須磨《ひがしすま》小学校の「教員間いじめ」が大きく報じられた。「職場」というコミュニティにおいて大人同士でも、いじめは起きる。むしろ、大人のほうが手口は陰湿なものだ。職場でのいじめに耐えかねてひきこもりになった人もいるし、地域内で孤立して苦しんでいる人もいる。

苦しんだ人たちの声を社会に伝える

私は、自殺した遺体を前にした時、その人が息を引きとるまでの間、どれほどの苦しみを抱えていたのか考える。その死に顔が穏やかならば、少し、ほっとした気持ちになる。

医師としては、自殺を否定すべきものなのかもしれない。しかし法医解剖医の私にとっては、それもまた、生きる上でのひとつの選択だと考えてしまうところがある。

ただ、自殺は遺された人の心に大きな傷を残す。特に家族は、永遠に自責の念に苛まれるものだ。どうしたら、苦しみ、命を絶つ人を救えるのか。私にできることは、解剖台で聞いた苦しんだ人たちの声を社会に伝えていくことだと思っている。

第6章

女性と法医学

O型とB型の親から生まれたA型の息子

1章から5章まで、私がこれまでに出会った実例をもとに「女性と死」について考えてきた。本書の締めくくりとして、本章ではあまり語られることのない「女性と法医学」という観点から、皆さんに私の考えをお伝えしたいと思っている。

紀元前、イスラエル王国にソロモンという王様がいた。

ある時、ソロモンの前に、2人の女性が訴え出た。彼女たちは同じ家に住み、同じ時期に子供を産んでいた。ところが、一方の女性が子に乳を与えようとすると、その子はすでに死んでいたという。彼女たちは2人とも、死んだのはもうひとりの女性が産んだ子で、生きている子が自分の子だと主張する。そこで2人は、ソロモンに裁いてほしいと訴え出たのだ。

これを聞いたソロモンは、家来に剣《つるぎ》を持ってこさせた。そして生きている子を剣で2つに切り裂き、女性たちに分け与えようとした。

すると、一方の女性が申し出た。

「王様、どうかその子を殺さないでください。相手の女に、この子をお与えください！」

申し出た女性こそが、その子の真の母親であった――。

これは旧約聖書外典に記された、「ソロモンの知恵」として知られる有名な話だ。昔から「誰の子供なのか?」という問いが、たびたび人を悩ませてきた。一見、法医学とは無関係に見えるが、実はこれが〝大あり〟だ。一般に、「親子鑑定」と呼ばれるもので、その鑑定を法医学が担うことがあるからだ。

たいていの場合、問題となるのは父と子の関係だ。母と子の関係は、代理母などの特殊な場合を除けば、出産した時点で明らかである。

現在ではDNA鑑定が主流となったものの、法医学では昔から親子鑑定のために血液型を利用してきた。世の中で一番よく知られている血液型は、ABO式血液型だろう。ご存じの通り、血液型は一般に、A型、B型、O型、AB型の4種類に分けられている。そしてこの血液型は、「メンデルの法則」と呼ばれる遺伝の法則に従って、親から子へ遺伝する。

ところが本来、血液型の分類法にはABO式以外にも多くの種類がある。分類の方法によって、血液型は300種類以上になるともいわれている。血液型による親子鑑定をする場合、考えうる10種類程度の血液型について調べればよい。もし本当の親子でないとすると、矛盾する血液型の組み合わせがいくつか見つかってくる。本当の親子であれば、血液型をいくつ調べても、親子の血液型として、遺伝の法則に矛盾するような組み合わせは出てこない。

もう20年ほど前のことになるが、私が勤めていた法医学教室に、ある夫婦から親子鑑定の依頼があった。ひとり息子が自分たちの子かどうかを調べてほしいという。父親はO型、母親はB型、そして息子はA型だった。

遺伝の法則にあてはめると、この両親から生まれる子の血液型はO型かB型になるはずだ。両親もそれがわかっているから、息子がA型であることを不審に思い、鑑定の依頼が届いたわけだ。

結論からいうと、このA型の男の子は、確かに2人の子供で間違いなかった。

ABO式血液型に関わる遺伝子には、A遺伝子とB遺伝子、O遺伝子の3種類が存在する。実は、この3種類の遺伝子の構造はお互いによく似ていて、特に、O遺伝子はA遺伝子の一部が欠けただけの構造だ。母親はB型だが、遺伝子レベルで見ると、B遺伝子とO遺伝子の組み合わせを持っていた。そして、その母の卵子の中で、O遺伝子の一部に「組み換え」という現象が起こっていて、結果的にA遺伝子と同じ構造になるというトリックがあったのだ。

この息子は、父からのO遺伝子と母からのO遺伝子を受け継いだのだが、母から受け継いだはずのO遺伝子は、見かけ上、A遺伝子となっている。そのため、息子はO遺伝子（父親）とA遺伝子（母親）の組み合わせとなって、A型と判定されていた。

この親子の鑑定をしたのは私ではない。私の「師匠」である教授だった。師匠は親子鑑定の権威なのだ。

この親子の血液型の組み合わせが起こった仕組みは、とても珍しい現象だった。師匠は医学専門雑誌に発表し、当時、その反響は広く一般の人にも及んだ。この事例が女性週刊誌で紹介されると、法医学教室に、女性たちから問い合わせが殺到したほどだ。

「また、親子鑑定の依頼ですか？ 先ほどの電話の親子は、ありえる組み合わせだったんです？」

「いや、遺伝子の組み替えが起こっても、この地球上ではありえないパターンだったよ。そう、毎回うまくはいかないさ」

実際のところ、父親が誰なのかは、母親にしかわからない。場合によっては、母親にさえ、わからないこともあるのだろう。人間社会は善悪のみで割り切れないことがたくさんある。時として、寝た子は起こさぬほうが幸せな場合もある。

いずれにしろ、我々、法医解剖医の出番は死後のみではない、ということだ。

私が若かった頃、まだ小さい息子を法医学教室に連れていったことがある。私の膝の上に座る息子の顔を見るなり、師匠はこう言った。

「西尾くん、親子鑑定の必要はないいな！」

少しばかり、ほっとしたことを覚えている。

ヒトは本来、皆女性

現在、親子鑑定はDNA鑑定が主流となっている。「ヒト」の体は60兆個ほどある細胞によって構成されており、その一つひとつにDNAが閉じ込められている。

DNAとは、父と母から受け継いだ遺伝情報のことで、核酸《かくさん》という物質でできている。顕微鏡で細胞を見てもDNAは見えないが、細胞が分裂する時、DNAは染色体という構造となって姿を現す。細胞の核と呼ばれるところに染色体が見えるようになる。

染色体は、DNAという核酸とヒストンというタンパク質とからできている。そして、この染色体の数は、生物によって決まっている。例えばヒトなら、染色体の数は全部で46本だ。染色体は父親と母親から半分ずつ同じものを受け継ぐため、2つが対になる形をしている。つまり、23対で計46本となる。このうち、22対の計44本は、性別にかかわらず、皆同じ構造だ。残りの1対、2本だけが、男女で異なっている。

男女で異なる染色体は、性染色体と呼ばれている。見た目の形でいうと、男性では「X」と「Y」、女性では「X」と「X」のように見える。「X」や「Y」といわれるのは、染色体の見た目がアルファベットの「X」や「Y」の形に似ているためだ。

男性のX染色体と女性のX染色体は同じものである。しかし、同じ「X」があるからといって、男性が女性になることはない。男性は「Y」を持っているから、男性となる。今では、Y染色体の中に、「SRY（Sex-determining Region Y）遺伝子」という、男性性を決定する遺伝子があることもわかっている。

この男女を区別している染色体の「X」と「Y」を観察すると、「Y」のほうがとても小さい。ただ、どうやらもともと小さかったわけではないらしい。もともと「Y」は「X」と同じくらいの大きさがあったのだが、だんだんと劣化して短くなってきたといわれている。女性の場合、X染色体が2つあるため、何か異常が起こったとしても、もう一方の染色体をコピーして修復することが可能だ。しかし、X染色体とY染色体を1本ずつしか持たない男性の場合、それができない。そのため、何か異常があったとしても、その異常を排除することができず、衰えていくことになる。

研究者の中には、そのうちY染色体が消滅するという人もいる。もしも本当にY染色体がなくなったら、男性はこの世からいなくなるはずだ。ヒトは全員が女性になってしまう。当然、女性だけでは子孫を作ることができないので、いずれ、人類は滅亡するということになる。もちろん、この説に異論を唱える研究者もいるし、それが起きたとしても相当先の話であって、今我々が考えても仕方のない話だ。

ただ、男性になるためには、Y染色体が必要であることだけは間違いない。これがあるかないか、それによって性が決められている。これは同時に、「ヒトは本来、女性であった」といえるのかもしれない。その証拠に、男性にも子宮が存在している。

子宮は、いうまでもなく胎児が育つ場所である。卵子と精子が受精してできた受精卵は、子宮の中で大きくなっていく。子宮は、平滑筋という一種の筋肉のかたまりでできていて、妊娠していない時は鶏卵1個分程度の大きさだ。男性の場合、退化はしているものの確かにその痕跡が残存していて、「男性子宮」と呼ばれている。

もともと、女性が持つものは男性も持っている。逆に、男性が持っているものは女性も持っている。例えば男性の陰嚢や陰茎は、女性ではそれぞれ大陰唇と小陰唇だ。SRY遺伝子によって、発達させられる部分が女性と異なるだけだ。

女性というものが根本にあって男性が存在する――法医学を通して人体というものを知ろうとすると、その事実を改めて突き付けられる。

川で見つかった200本の骨

「骨が2本、川の中で見つかったので、大学へ持っていってもよいですか?」

大学の近くにある警察署から電話があった。

「いいけど、見てどうすればいいの?」

もちろん答えはわかっているのだが、あえてそう尋ねた。

警察は、見つかった骨が人のものかどうかを知りたい。もし人骨ならば、死体遺棄事件としてすぐに捜査を始めなければならない。

ただ、この時、少々嫌味を込めて聞いてみたのには、わけがあった。数日前にも同じ警察署管内の別の場所で骨が発見され、警察が20本ほど持ってやってきた。「もしやバラバラ殺人事件か……」と緊張して待っていたのだが、骨を見るや、すぐに人骨ではないとわかった。警察が持ってきたのは、豚の骨だったのだ。誰かがラーメンか何かのスープを取ったあと、川に捨てたのだろう。確かに豚の骨と人の骨は、同じ哺乳類同士、形がよく似ている。警察官が人骨かと疑った気持ちもわからなくはなかった。

おそらく、今回もほかの動物の骨だろうと私は思っていた。

しかし、警察が持ってきた骨を目にした瞬間、ハッとした。明らかに人骨だった。近づいて見ると、一本は上腕骨で、もう一本は膝から下にある脛骨《けいこつ》という骨だった。

川の近くに住む人が見つけて、警察へ通報したという。すぐに「被疑者不詳の死体遺棄事件」として捜査が始まった。

たった2本でも、骨からわかることがいくつかある。

法医学では、骨の長さから身長を推定する計算式が知られていて、背の高さを推定できることがある。この時は、亡くなった人の身長は140センチくらいだろうと推測できた。

また、この時発見された2本の骨では難しかったのだが、性別を識別することも可能だ。男女で形の異なる骨があり、一番わかりやすいのが頭蓋骨である。

骨にはDNAが山のように詰まっているため、最近はDNA検査で男女を区別することもできるようになった（ただし、現在のDNA鑑定技術では年齢の推定は難しい）。この時も、骨の一部を切り取って、警察の科学捜査研究所で鑑定が行われた。その結果、骨は女性のものだとわかった。

さらに、骨の断面を観察すれば、年齢を推定することもできる。若ければ、骨の中にある骨髄がぎっしりと詰まっているが、高齢者では、すかすかになっている。

骨の長さから推定した身長は140センチと低い。もしかすると子供ではないか、と疑っていたが、骨髄の様子からどうも違うような気がする。そこで今度は、レントゲン写真を撮ることにした。もしも子供の骨ならば、骨はまだ成長途中にあるので、「骨端線《こったんせん》」という成長線が写るはずである。しかし、その骨に骨端線はない。やはり、骨は子供のものではなかった。

一方、警察は捜査を続けていた。

骨が発見された場所の川幅は5メートル程度。水深はせいぜい50センチほどしかない。発見現場は、河口から500メートルほどのところにあった。警察の人は、川の中で横一直線に並んで、残りの骨がないか入念に捜索した。すると驚くべきことに、200本以上もの骨が見つかったのだ。

「頭蓋骨は出ませんでしたが、200本ほど見つかりました。これから持っていきます」

警察からの電話に「どうぞ、持ってきてください」と答えたものの、「200本もあると、これは大変な作業になるかもしれない」と覚悟した。

ところが、警察が持ってきた骨を解剖台の上に並べてみると、そのほとんどは人のものではないとすぐにわかった。形は人の骨と似ているが、骨の上下と左右の幅の割合を見れば違いは一目瞭然だ。

だが、ひとつだけ、人のものと区別がつかない骨があった。それは肋骨だった。

人のものかどうかについても、今ではDNA検査でわかる。法医学ではこれを、「人獣鑑別」という。人にしかないDNAの配列が検出されれば、人の骨だということになる。この時は、発見された骨が、前に発見されていた2本の骨と同じ人のものかどうかについても、鑑定が行われた。結果、同一人物のものだと判明した。

その後の捜査で、最初に見つかった2本の骨とこの肋骨については、現場近くに住む80代の女性のものだとわかった。女性は夫とふたり暮らしだったそうだ。夫の話によれば、女性は病気で寝たきり状態だったという。何かの原因で女性が亡くなったため、夫は、遺体を切断して川に捨てたと供述した。

骨だけを見て死因がわかることは少ない。結局、この女性が病気で亡くなったのか、それとも殺されたのかを判断することはできなかった。

生活の中の法医学

日常生活でも、法医学の知識は活かすことができる。

例えば、日々の買い物。先日、刺身を買おうと鮮魚コーナーに行くと、40代半ばくらいの女性がじっくりと品定めをしていた。これが、なかなか決まらない。彼女は刺身のパックをいくつも手にとって、見比べては棚に戻す、という作業を繰り返していた。後ろで女性が選び終えるのをしばらく待っていたが、しびれを切らした私は、手を伸ばして彼女が棚に戻したばかりのものを買い物かごに入れた。

スーパーに買い物に行くと、あれこれ熱心に品定めをしている女性たちに出会う。たいていの女性は、手に取った商品をすぐにかごに入れるなどということはしない。大きなりんごを手に、どれが甘くておいしいかと吟味《ぎんみ》している。牛乳ひとつを選ぶにしても、1日でも新しいものをと、目ぼしいものを探す。その熱心さには頭が下がるばかりだ。

以前、妻に頼まれて食パンを買って帰った際、消費期限が近いものを選んできてしまい、叱られたことがある。頼まれた品にまっすぐ向かい、目の前に陳列されているものを真っ先に手に取る。男の買い物はたいてい大雑把《おおざっぱ》なものだ。

ただ、私は肉や魚といった生鮮食品については〝目利き〟に自信がある。

肉や魚の新鮮さを判断する際、法医学の知識が役に立つ。私たちが食べているのは、動物や魚の筋肉だ。筋肉というのは死んだあと、必ず硬くなる。いわゆる「死後硬直」が起こるのだ。死後硬直は、生き物の種類を問わず、牛や豚、鳥、魚など、私たちが食す生物の筋肉にも起こる。そしてその状態を観察すると、死後どのくらい時間が経っているのかを推定することが可能だ。

通常、死後硬直を調べる時、私たちは直接筋肉を触るわけではない。筋肉は骨とつながっている。死後硬直が強く出ていれば、骨と骨との間の運動が難しくなる。つまり、関節が動かしづらくなるのである。死後硬直の程度は、肘や膝、手指といった関節を動かしてみて、どのくらい動かしにくくなっているかで判断する。死後半日程度で反応は一番強くなり、その状態がおよそ1日続いたのち、次第に軟らかくなっていく。死後3、4日ほど経てば、すっかり元の状態に戻る。

この現象は、筋肉の細胞で起こる化学反応の作用による。温度が高ければ早く反応が進むため、死後硬直も早く現れる。また、筋肉量が多い人ほど死後硬直が強く現れ、筋肉量の少ない人はそれが弱く出現する。

スーパーの店頭に並んでいる魚や肉は、新鮮さを保つために冷蔵庫に入っていたり、氷で冷やされたりしている。低温であればあるほど、化学反応は進みにくい。そのため、硬直の進み方は、室温にそのまま置いていた場合と比べれば、ゆっくり進行することになる。売られている魚や肉が、死後どのくらい経過しているのかを確かめるためには、筋肉を直接触って硬くなっているのかを確かめればよい（ただし、商品をあまりベタベタ触ることはよろしくないのでご注意を）。

ただ、刺身の場合は、鮮度がよいほどおいしいとは限らない。魚の種類によって元の身の硬さが違うので一概にはいえないが、刺身（魚の筋肉）は死後硬直によって硬くなっていき、その後、筋肉の細胞の中に備わっているタンパク質を分解する酵素によって軟らかくなっていく。つまり魚は死んでからしばらく時間が経過したほうが、酵素が働いて、身がほどよく軟らかくなる。あまりに死後硬直が強い時には、身が硬すぎておいしくないと感じることもあるだろう。味の良し悪しと考えると、硬直具合だけで判断することは難しい。人それぞれの好みもあるし、種類によって死後硬直とタンパク分解酵素の働き具合が異なるので食べ時も変わってくる。

また、触らずとも鮮度がわかるものもある。

例えばイワシだ。イワシのような小さい魚は、たいてい何匹かまとめてパックに入って、売られている。この時、魚の形がまっすぐではなく、反ったような形になっていることがある。これもまた、筋肉の硬直による反応なのだ。時間が経過して筋肉の硬直が解けてしまっていれば、身が軟らかくなり、小魚は反ったような姿を保つことができない。つまり、体が反っている魚は死んでからそれほど時間が経過していない。小魚に限らず、サンマなど細長い魚についても、体が反っているものを選ぶとよいだろう。

鶏肉にも、新鮮さを見分けるポイントがある。鶏肉の皮にあるブツブツとした部分だ。関西では「さむいぼ」と言ったりするのだが、寒い時などに腕のあたりの皮膚が、ブツブツと鳥の肌のようになったり、毛が逆立《さかだ》ったりすることがある。これは、皮膚の立毛筋《りつもうきん》という筋肉による反応である。

立毛筋とは、名前の通り毛を逆立たせる筋肉で、ここにも当然、死後硬直は起こる。立毛筋に死後硬直が強く起こっていれば、皮膚の毛が逆立っているように見える。つまり鶏肉も、皮のブツブツとした部分が目立っていれば、死後経過時間が短いと考えられるのだ。

これらはあくまで鮮度の見分け方で、味についてはまた別の問題だが、買い物の参考にしていただければ幸いだ。

法医学を知ることは、人体に限らず生物の体の仕組みを知ることにつながる。思わぬところで、その知識を活かすことができるわけだ。

体の内側をきれいにしておく

一般の人たちに向けて、法医学について話す機会がずいぶん増えた。聴衆の大半を占める女性たちの興味は、自分や家族の死についてだ。つまるところ、「死んだら私（たち）はどうなるのか」と心配しているのだ。

20年以上にわたりこの仕事をしてきた私にとって、死は「自然なこと」だ。仮に腐敗やミイラ化した遺体を目の前にしても、すべて自然の摂理《せつり》に従った結果に思える。

私のところに運ばれてくるひとり暮らしの男性を見ると、「汚れている」と感じることが多々ある。無精ヒゲが生えていたり、爪が伸びていたり、生前、身なりに気を使っていた様子がうかがえない。遺体を見るだけで、生活が荒れていたことは一目瞭然だ。

一般的に女性のほうが化粧や服装など、日頃から身なりに気を使っているものだ。いつまでもきれいでいたいと願うのは、女性の性《さが》なのだろう。

身ぎれいにすることは、日々の生活への心配りにもつながる。食事を作り、部屋の掃除をし、花を飾る。友人とおしゃべりをし、趣味を楽しむ。そうした丁寧な日常を送ることで、生活にちょっとしたいろどりが生まれる。

ひとり暮らしの寂しさを紛らわそうとお酒を飲み、生活が荒れ、その果てに肝臓を悪くして、消化管出血を起こして亡くなる。これが、異状死を迎えるひとり暮らし男性のひとつの典型的な死に方だ。これまでの解剖例を鑑みると、女性の場合、精神疾患を患っているケースを除いて、多くがある程度、整った生活を送っていたことが見てとれた。

本書の中で、女性たちの「生活の男性化による異状死」をたびたび危惧してきたが、女性がもともと兼ね備えている「豊かな生活を送る能力」を普通に発揮すれば、異常な死は避けられるのではないかと思っている。

多くの遺体と向き合ってきた私からアドバイスさせていただくとしたら、「体の内側もきれいにする」ことだ。これは生活を整える以上に、重要なことだ。

メスを入れてお腹の中を見た時、黄色い脂肪がべっとりと臓器にまとわりついている遺体がある。脂肪が厚く取り巻いていて、臓器がどこにあるのかわからない。管のように伸びている腸にも黄色い脂肪のかたまりがゴロゴロとついている。体の外側をいくら身ぎれいにしていても、内側がこれでは本当に美しいとはいえない。

矛盾するようだが、体の外側が汚れている遺体のほうが、かえって内側はきれいなことがある。腹の中をのぞくと、臓器の赤い色がすぐに目に入ってくる。経済的な困窮やアルコール依存症などで、食事をまともにとっていなかったため、脂肪が少なく、臓器や血管がまるで解剖学の教科書のごとく美しく並んでいる。

数年前の話になるが、「胸部の大動脈解離」で亡くなった50代のふくよかな女性を解剖した。彼女の腹壁の脂肪の厚さを測ると、およそ5センチ。皮下脂肪を取り除いて腹を切開すると、腹の中にも黄色い脂肪があちらこちらに蓄積していた。内臓脂肪がまとわりついており、おそらく高血圧だろうと想像できた。

大動脈解離は高血圧の人がかかりやすい。この病気は心臓につながる直径が3センチほどの大動脈の内膜に傷ができ、外膜との間にある中膜に血液が流れ込むことで起きる。心臓の近くで起こるため、血管の中に生じる圧力も高い。中膜に流れ込んだ血液によって壁の層が剥がれてしまう。大動脈解離が起きると、強い痛みを感じ、場合によっては外膜が破裂する危険もある。

この女性の大動脈はかなり動脈硬化が進んでいた。解離したところを観察するために大動脈を取り出そうとしたのだが、大動脈が左右の足に向かって二股に分かれている部分をハサミで切ろうとすると、ゴリゴリと音がする。石灰化が起きていて、ドラム缶を切断するような硬さがある。取り出して、動脈の内側を観察すると、内面が石灰化してザラザラになっていた。このように弾力を失った大動脈は解離を起こしやすい。

「生命を維持する」という観点からいえば、重要なのは体の内側だ。体の内側もきれいにすること。それがひいては、健康を維持し、解剖されない人生を送ることにつながる。

それさえ意識していれば、あとはあなたらしく生きていけばいい。

まだ来ない死をあれこれ心配するよりも、友人とのコミュニケーションや好きな趣味を楽しみ、日々の暮らしを送る。生活のために働き続けることも、決して悪いことではない。仕事を通じて、他者や社会と接点を持てる。ひとり暮らしでもいいし、気の合う友人とマンションの部屋をシェアして暮らすという選択肢もある。

ご自身が考える「自分らしさ」を大切にし、女性の皆さんには豊かな人生を送っていただきたい。

おわりに

私が初めての著書『死体格差　解剖台の上の「声なき声」より』（双葉社）を上梓したのは、2017年3月のことだ。あれからまだ3年も経っていないが、その間、法医学を扱ったテレビドラマがいくつも放送された。面白いことに、ドラマの主人公はなぜか皆、女性だ。主人公に限らず、法医学の現場で働く登場人物としても、女性たちが描かれていることが多いように感じる。

なぜ女性たちを中心にキャスティングがなされたのかはわからない。しかし、偶然なのか、リサーチの結果なのか、それは法医学を取り巻く実情と合致している。法医学の現場で解剖や検査をする医師や教職員は、事実、女性が多いのだ。兵庫医科大学の法医学教室には私を含めて職員が7名いるが、そのうち5名が女性である。もはや女性なしには、私の教室は機能しない。

本文中にも繰り返し書いたが、法医学に興味を持ってくれるのもまた、男性よりも圧倒的に女性のほうが多い。医学部の学生で講義の際に質問に来たり、法医学に興味を持ったりするのも女性ばかりだ。

法医学は「女性的な思考」が適している学問だと思う。犯罪の捜査のような体力勝負よりも繊細な思考、多方面からの考察という点において、明らかに女性のほうが優れているのだ。本書で記したように、死について向き合う姿勢が男性と女性とでは根本的に異なっているのかもしれない。

女性は法医学に親和性がある。

これは確かな事実だ。

本書では、〝女性〟に焦点を当てた。今のところ、解剖になる遺体の約7割は男性だ。普段は男性の死のありようを目にすることが多いのだが、近年、「女性的な死」を意識するようになった。美を探求した末の死、女性特有の病気、80歳を過ぎての自殺……。「女性でなければこういった亡くなり方はしない」と思える死が確かにあるのだ。

死は誰しもに訪れる。しかし〝悲しい死に方〟を知っておけば、対策を講じ、避けられる不幸もある。本書がその一助になれば幸いだ。そのためにも、まずはぜひとも、今を幸せに生きることに集中してもらえたらと思っている。

2019年12月吉日

兵庫医科大学法医学講座　主任教授　西尾 元

- 厚生労働省「平成28年国民生活基礎調査の概況」
  https://www.mhlw.go.jp/toukei/saikin/hw/k-tyosa/k-tyosa16/index.html
- 警察庁「平成30年中における自殺の状況」
  https://www.npa.go.jp/news/release/2019/20190326001.html
- 東京医科歯科大学大学院歯学総合研究科・谷友香子氏ほか
  「同居なのに孤食の男性 死亡リスク1・5倍」
  https://www.jages.net/pressroom/?action=cabinet_action_main_download&block_id=1000&room_id=919&cabinet_id=95&file_id=3228&upload_id=3720
- 社会保障審議会児童部会児童虐待等要保護事例の検証に関する専門委員会
  「子ども虐待による死亡事例等の検証結果等について(第15次報告)」
  https://www.mhlw.go.jp/stf/seisakunitsuite/bunya/0000190801_00003.html

第4章

- 厚生労働省「平成29年(2017)人口動態統計(確定数)の概況」
  https://www.mhlw.go.jp/toukei/saikin/hw/jinkou/kakutei17/index.html
- 国立がん研究センター
  「がん診療連携拠点病院等院内がん登録2012年3年生存率、2009年から10年5年生存率」
  https://www.ncc.go.jp/jp/information/pr_release/2019/0808_1/index.html#h-2
- 財団法人女性労働協会「働く女性の健康に関する実態調査」
  http://www.jaaww.or.jp/about/pdf/document_pdf/health_research.pdf
- 厚生労働省「平成30年結核登録者情報調査年報」
  https://www.mhlw.go.jp/stf/seisakunitsuite/bunya/0000175095_00002.html
- 目黒区ホームページ「ホスピタルダイエットなどと称されるタイ製やせ薬への注意喚起」
  https://www.city.meguro.tokyo.jp/kurashi/hoken_eisei/eisei/iyakuhin/yakuji/hospitaldiet.html
- 高知大学医学部附属病院 コラム医療情報提供「脳卒中を起こす季節と気候」
  https://www.kochi-ms.ac.jp/~hsptl/kouhousi/column/180910rkc.html
- 内閣府「平成29年版高齢社会白書」
  https://www8.cao.go.jp/kourei/whitepaper/w-2017/zenbun/29pdf_index.html
- 兵庫医科大学法医学講座三浦綾、西尾元「法医解剖における認知症罹患者の後向き観察研究」
  兵医大医会誌・43、p57-60、2018

第5章

- 警察庁「平成30年中における自殺の状況」
  https://www.npa.go.jp/news/release/2019/20190326001.html
- 厚生労働省「令和元年版自殺対策白書」
  https://www.mhlw.go.jp/wp/hakusyo/jisatsu/19/
- 兵庫医科大学法医学講座上吉川泰佑、葭七海、西尾元
  「兵庫医科大学法医学講座が扱った自殺症例の検討」兵医大医会誌・40、p65-68、2016
- 文部科学省
  「平成30年度 児童生徒の問題行動・不登校等生徒指導上の諸課題に関する調査結果について」
  http://www.mext.go.jp/b_menu/houdou/31/10/__icsFiles/afieldfile/2019/10/17/1410392.pdf

参考資料

第1章

- 内閣府「令和元年版少子化社会対策白書」
  https://www8.cao.go.jp/shoushi/shoushika/whitepaper/measures/w-2019/r01webhonpen/
- 総務省統計局「平成27年国勢調査」
  https://www.stat.go.jp/data/kokusei/2015/kekka/pdf/gaiyou1.pdf
- 国立社会保障・人口問題研究所「日本の世帯数の将来推計（都道府県別推計）2019（平成31）年推計」
  http://www.ipss.go.jp/pp-pjsetai/j/hpjp2019/t-page.asp
- 内閣府「令和元年版高齢社会白書」
  https://www8.cao.go.jp/kourei/whitepaper/w-2019/html/zenbun/
- 東京都福祉保健局
  「東京都監察医務院で取り扱った自宅住居で亡くなった単身世帯の者の統計（平成30年）」
  http://www.fukushihoken.metro.tokyo.jp/smph/kansatsu/kodokushitoukei/kodokushitoukei30.html
- 厚生労働省「平成30年（2018）人口動態統計月報年計（概数）の概況」
  https://www.mhlw.go.jp/toukei/saikin/hw/jinkou/geppo/nengai18/index.html
- 内閣府「若者の生活に関する調査報告書」
  https://www8.cao.go.jp/youth/kenkyu/hikikomori/h27/pdf-index.html
- 内閣府「生活状況に関する調査（平成30年度）」
  https://www8.cao.go.jp/youth/kenkyu/life/h30/pdf-index.html
- 総務省「平成30年労働力調査年報」
  https://www.stat.go.jp/data/roudou/report/2018/index.html

第2章

- 警察庁「平成30年におけるストーカー事案及び配偶者からの暴力事案等への対応状況について」
  https://www.npa.go.jp/safetylife/seianki/stalker/H30taioujoukyou.pdf
- 男女共同参画局「男女間における暴力に関する調査（平成29年度調査）」
  http://www.gender.go.jp/policy/no_violence/e-vaw/chousa/h29_boryoku_cyousa.html
- 男女共同参画局「男女共同参画白書令和元年版」
  http://www.gender.go.jp/about_danjo/whitepaper/r01/zentai/pdf/r01_genjo.pdf
- 厚生労働省「平成30年（2018）人口動態統計の年間推計」
  https://www.mhlw.go.jp/toukei/saikin/hw/jinkou/suikei18/index.html
- 総務省統計研修所・西文彦氏「『非親族の男女の同居』の最近の状況（2010年）」
  https://www.stat.go.jp/training/2kenkyu/pdf/zuhyou/doukyo3.pdf
- 専修大学岩井宜子名誉教授ほか「女性による殺人罪の量刑の変化」

第3章

- 国立社会保障・人口問題研究所「第6回全国家庭動向調査」
  http://www.ipss.go.jp/ps-katei/j/NSFJ6/NSFJ6_top.asp
- 内閣府「令和元年版高齢社会白書」
  https://www8.cao.go.jp/kourei/whitepaper/w-2019/html/zenbun/

構成：千吉良美樹
イラスト：荒木徹也

女性《じょせい》の死《し》に方《かた》

二〇一九年一二月二二日　第一刷発行

著者　西尾《にしお》　元《はじめ》
発行者　島野浩二
発行所　株式会社双葉社
〒一六二・八五四〇　東京都新宿区東五軒町三番二八号
電話：〇三・五二六一・四八一八［営業］
〇三・五二六一・四八六八［編集］
https://www.futabasha.co.jp/　＊双葉社の書籍・コミック・ムックが買えます

装画　akira muracco
装丁　木庭貴信＋岩元萌（オクターヴ）
印刷　三晃印刷株式会社
製本　株式会社若林製本工場

　ISBN 978-4-575-31518-9　C0095